AF366335

Temblor

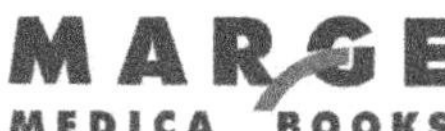

Temblor

Coordinador:
Dr. Alexandre Gironell

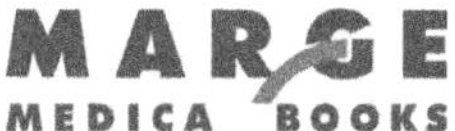

Temblor
Coordinador: Dr. Alexandre Gironell

1.ª edición 2011

© de esta edición: ICG Marge, SL

Edita: Marge Médica Books - València, 558, ático 2.ª - 08026 Barcelona (España)
www.marge.es - Tel. +34-932 449 130 - Fax +34-932 310 865

Director editorial: Hèctor Soler
Gestión editorial: Ana Soto, Anna Palacios
Edición: Rosa Serra, David Soler
Colaboración técnica: Juan Manuel Santiago, Esther Solsona
Compaginación: Lluís Sanosa
Impresión: Novoprint (Sant Andreu de la Barca, Barcelona)

ISBN: 978-84-15340-18-8
Depósito Legal: B-xxxxxx-2011

Índice

Autores 9

Prólogo 11

Introducción 13

Capítulo 1. Bases fisiopatológicas del temblor 17
J. Valls-Solé

Capítulo 2. Epidemiología descriptiva del temblor 43
J. Benito-León, S. Moreno, J.P. Romero

Capítulo 3. Genética del temblor esencial y enfermedades relacionadas 63
O. Lorenzo-Betancor, P. Pastor

Capítulo 4. Semiología y clasificación del temblor 85
F. Grandas

Capítulo 5. Exploraciones neurofisiológicas en el temblor 101
F. Miralles

Capítulo 6. Neuroimagen y temblor 129

B. Gómez-Ansón

Capítulo 7. Tratamiento farmacológico del temblor 153

A. Gironell

Capítulo 8. Tratamiento quirúrgico del temblor 175

J. Guridi, M.C. Rodríguez Oroz

Anexo 1. Plataforma digital didáctica 201

Anexo 2. Escalas clínicas de temblor 203

Índice analítico 213

Autores

Julián Benito-León
Servicio de Neurología
Hospital Universitario 12 de Octubre
Madrid

Alexandre Gironell Carreró
Unitat de Trastorns del Moviment
Servei de Neurologia
Hospital de la Santa Creu i Sant Pau
Barcelona

Beatriz Gómez-Ansón
Unitat de Neurorradiologia
Hospital de la Santa Creu i Sant Pau
Barcelona

Francisco Grandas Pérez
Unidad de Investigación en Parkinson
y Trastornos del Movimiento
Hospital General Universitario
Gregorio Marañón
Madrid

Jorge Guridi Legarra
Servicio de Neurocirugía
Clínica Universitaria
Universidad de Navarra
Pamplona

Oswaldo Lorenzo-Betancor
Laboratorio de Neurogenética
Área de Neurociencias
Centro de Investigación Médica Aplicada
(Cima)
Pamplona

Francesc Miralles Morell
Servei de Neurologia
Hospital Universitari Son Espases
Palma de Mallorca

Sara Moreno García
Servicio de Neurología
Hospital Universitario 12 de Octubre
Madrid

Pau Pastor Muñoz
Laboratorio de Neurogenética
Área de Neurociencias
Centro de Investigación Médica Aplicada
(Cima)
Pamplona

Mari Cruz Rodríguez Oroz
Servicio de Neurología
Clínica Universitaria
Universidad de Navarra
Pamplona

Juan Pablo Romero Muñoz
Servicio de Neurología
Hospital Universitario 12 de Octubre
Madrid

Josep Valls-Solé
Servei de Neurologia
Hospital Clínic
Barcelona

Prólogo

El término «temblor» define un movimiento involuntario rítmico que es casi siempre patológico y que interfiere con la función motora normal; es el trastorno del movimiento más
frecuente y una causa habitual de incapacidad. Un temblor de acción y de baja amplitud
puede detectarse también en sujetos sanos, aunque puede no ser visible al ojo del examinador
a menos que factores como el estrés lo acentúen.

El temblor más conocido y estudiado es, sin lugar a dudas, el producido por la enfermedad de Parkinson, o «parálisis agitante», como llamó James Parkinson a la enfermedad
neurológica que hoy lleva su nombre para enfatizar la importancia del temblor; pero existen
muchas otras causas como son: el temblor esencial –quizá la más frecuente–, los temblores
producidos por fármacos, la esclerosis múltiple, el temblor consecuencia de un ictus o un
traumatismo craneoencefálico.

En las últimas décadas, numerosos monografías han reflejado los avances importantes ocu-
rridos en trastornos del movimiento como el Parkinson, la distonía o los tics. Son escasos, sin
embargo, los libros que abordan de forma monográfica el temblor. Quizá por su multiplicidad
de causas y porque desconocemos, en la mayoría de casos, los mecanismos fundamentales
que lo causan o, incluso, las áreas del cerebro implicadas en su desarrollo y mantenimiento;
también, en parte, porque no han aparecido nuevos tratamientos, realmente eficaces, para la
mayoría de temblores, aspecto que, no obstante, ha cambiado al conseguirse, recientemente,
mejorías espectaculares de temblores graves con la estimulación cerebral profunda.

Para la edición de la monografía *Temblor*, Alex Gironell ha contado, por un lado, con
sus extensos conocimientos sobre el temblor, avalados por su trayectoria científica en

investigación del temblor que se inicia hace más de una década; y, por otro, con la colaboración de especialistas españoles de renombre, expertos todos ellos en aspectos diversos del temblor. El resultado es un libro que aporta información sumamente valiosa y útil. En él se revisan aspectos clínicos y también básicos sobre los temblores y los avances recientes sobre sus causas, los mecanismos de producción, la metodología de investigación y los nuevos tratamientos, tanto médicos como quirúrgicos, de este trastorno del movimiento. Completa los textos de esta monografía, y la hace especialmente novedosa y de gran valor docente, una videoteca con ejemplos de los diversos tipos sindrómicos de temblor.

Este libro monográfico servirá como texto de referencia a neurólogos –particularmente a aquéllos interesados en los trastornos del movimiento–, neurocirujanos, neurofisiólogos, internistas, geriatras, médicos de familia y médicos en período de formación que, sin duda, tendrán que atender con frecuencia a pacientes con temblores.

Mis más sinceras felicitaciones a Alex Gironell y a los expertos coautores por su contribución a la elaboración de esta valiosa monografía.

EDUARDO TOLOSA
Catedrático de Neurología
Universitat de Barcelona

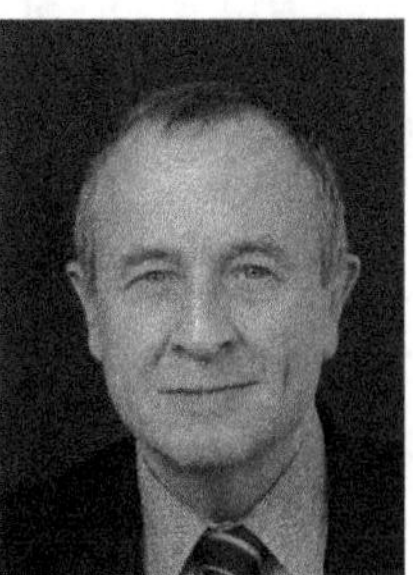

Introducción

El temblor es uno de los síntomas neurológicos prevalentes. Se trata del trastorno del movimiento más frecuente del adulto y es uno de los motivos de consulta neurológica más habituales. La definición de este síntoma es muy sencilla: se trata de un movimiento involuntario oscilante rítmico de una parte del cuerpo.

El temblor es el primer trastorno de movimiento descrito en la antigüedad. El hecho de que en determinadas circunstancias los humanos desarrollen movimientos involuntarios, repetitivos y oscilatorios ha sido consignado desde hace miles de años. En textos de India datados entre los años 5.000 y 3.000 a. C., se utilizaba el término «kampa» para significar temblor. Los *Aforismos* de Hipócrates (460-370 a. C.) contienen la siguiente referencia: «Cuando los temblores ocurren en pacientes con fiebres altas, suele terminarse en *delirium*». La distinción entre el temblor de acción y el temblor de reposo ya aparece en textos de Galeno de Peramón (130-200 a. C.), donde se utilizan los términos «temblor» y «palpitación» para distinguir entre uno y otro; y es clásica la notación: «No hay temblor si no se mueve una extremidad». En la Biblia, el temblor se encuentra asociado al miedo y las emociones; así, en un versículo del evangelio de san Mateo aparece escrito: «Me invaden el temor y el temblor, y el pánico se apodera de mí».

No fue hasta el siglo xvii cuando se definieron las enfermedades como un «conjunto de síntomas que acontecen en varios individuos a la vez», y durante el siglo xix se describen la enfermedad de Parkinson y el temblor esencial familiar. James Parkinson, en el año 1817, enfatiza el papel del temblor en la «parálisis agitante» y, en el primer capítulo de su obra, describe como éste ocurre cuando las extremidades están en reposo. Posteriormente, Charcot diferencia entre el temblor parkinsoniano de reposo y el temblor de acción de la esclerosis múltiple. Todos los libros y tratados de neurología publicados durante el siglo XX tienen, al menos, una sección que trata sobre el temblor. Finalmente, a finales del siglo XX aparecen neurólogos expertos en trastornos del movimiento, fruto de la progresiva complejidad clínica y terapéutica de estas enfermedades.

Existe un gran número de variedades sindrómicas y de causas conocidas de temblor, ya que se trata de un síntoma que está presente en diversos procesos patológicos. Puede constituir el trastorno fundamental de un determinado proceso, e incluso ser el único síntoma presente, como es el caso del temblor esencial. También puede formar parte de un complejo sintomático en el cual tenga mayor o menor trascendencia. Así, se puede encontrar temblor en diversas entidades tales como: la enfermedad de Parkinson, las distonías idiopáticas, las neuropatías periféricas, las lesiones cerebrales, el hipertiroidismo, y otros estados de hiperestimulación adrenérgica. También puede deberse al efecto adverso de una larga lista de fármacos.

Esta obra intenta explorar este síntoma desde varios puntos de vista, con el objetivo ambicioso de que llegue a ser una obra de referencia en el campo de la neurología en los países de habla hispana. He intentado que sea una herramienta útil tanto para los neurólogos en formación como para los interesados en el campo de los trastornos de movimiento. Para ello he confeccionado una estructura de ocho capítulos que intenta abarcar todas las características, tanto básicas como clínicas, del temblor. Se ha elegido a los autores por su nivel de subespecialización en cada uno de los temas, y todos ellos tienen trabajos en la literatura médica. Desde aquí deseo agradecer a los autores su participación en este proyecto. Por último, la obra concluye con dos anexos, uno de los cuales aporta ejemplos visuales de los diferentes tipos sindrómicos de temblor.

Cabe remarcar que el contenido del libro se inicia con un prólogo escrito por el doctor Eduardo Tolosa Sarró, sin duda uno de los padres de la investigación en trastornos de movimiento en nuestro país, fundador y presidente de la Movement Disorders Society y fundador, asimismo, del Grupo de Estudio de Trastornos del Movimiento de la Sociedad Española de Neurología. Cabe destacar, además, que la obra cuenta con el aval científico de esta institución, así como el de la Sociedad Catalana de Neurología.

Deseamos que la lectura de este libro sea de interés para todos los neurólogos y repercuta en el bien del propio enfermo. Sin duda, después de la lectura de cada uno de sus capítulos pueden despertarse ideas para la realización de trabajos de investigación.

Agradecemos al Laboratorio Lunbeck el haber confiado en la utilidad de este proyecto, ya que sin su ayuda no habría sido posible su realización. Asimismo, agradecemos al equipo editorial de Marge Médica Books todo el apoyo recibido en la ejecución práctica del libro.

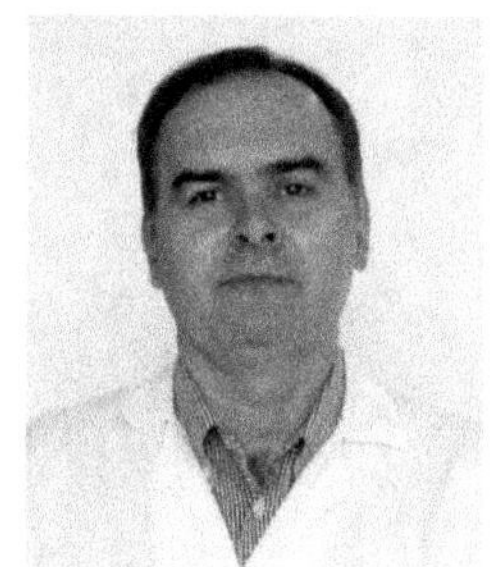

ALEXANDRE GIRONELL CARRERÓ
Jefe clínico
Unitat de Trastorns del Moviment
Servei de Neurologia
Hospital de la Santa Creu i Sant Pau
Barcelona

Capítulo 1

Bases fisiopatológicas del temblor

J. Valls-Solé

Servei de Neurologia
Hospital Clínic
Barcelona

Institut d'Investigacions Biomèdiques August Pi i Sunyer (Idibaps)
Barcelona

Dirección para correspondencia
Dr. Josep Valls-Solé
jvalls@clinic.ub.es

1 Introducción

El temblor se define como un movimiento oscilatorio causado por la contracción alternante o sincrónica de los músculos que controlan una determinada articulación. Esto implica que dichos músculos reciben impulsos excitatorios e inhibitorios fuera del control voluntario. La actividad oscilatoria es, ciertamente, una constante en el sistema nervioso humano y, por lo tanto, el temblor fisiológico no es más que una expresión de la actividad en dichos circuitos. En el temblor patológico, uno o más de los muchos circuitos oscilatorios del sistema nervioso central presentan una actividad exagerada o anormal.

En muchas personas, el temblor es una expresión motora sin trascendencia médica. Se puede temblar por miedo, estrés, fatiga y otros condicionantes psicogénicos o sociales, y muchas personas interpretan los episodios de temblor como consecuencia de estos condicionantes, incluso sin identificarlos específicamente. Por ello, la incidencia de temblor en la población general es mucho mayor que la de los pacientes que buscan consejo y ayuda médica por causa del temblor.[1] Por otra parte, el temblor puede ser un signo más de algunas enfermedades neurológicas que se presentan con un cortejo sindrómico en el que otras manifestaciones son más preocupantes para el paciente o aparentes para el observador externo. Por ejemplo, en la enfermedad de Parkinson (EP), el temblor de reposo puede estar presente durante tiempo sin que el paciente lo refiera cuando tal vez otros síntomas, como la acinesia o el congelamiento de la marcha, llevan a consultar con el médico.

El diagnóstico sindrómico del temblor se basa en sus aspectos clínicos. Por lo tanto, el especialista debe conocer las características clínicas asociadas a cada forma de presentación. De modo simplificado, el temblor puede definirse de acuerdo a su modo de presentación: temblor de reposo, postural o de acción, según la parte del cuerpo afectada; o temblor de cabeza, barbilla, lengua, voz, extremidades, tronco, etc.; o según otros aspectos (alta o baja frecuencia; gran o pequeña amplitud, proximal o distal, tarea-específico, intencional, etc.). No existe un método perfecto para la cuantificación del temblor o su categorización clínica, aunque varios métodos son de gran ayuda. Entre los más utilizados están: el registro acelerométrico del movimiento; el registro electromiográfico de la actividad muscular, y una serie de métodos con base clínica tales como dibujar una espiral o escribir. El registro electromiográfico del temblor se efectúa normalmente mediante electrodos de superficie colocados sobre un par de músculos antagonistas, y es aconsejable acompañar dicho registro con el del movimiento oscilatorio en sí, efectuado mediante un acelerómetro, ya que el registro acelerométrico es más adecuado para el análisis de la transformada de Fourier, con el que se puede determinar el pico de las frecuencias dominantes. Otra aplicación de la transformada de Fourier es la evaluación del grado de ritmicidad del movimiento, que puede apreciarse a partir del cálculo de la potencia relativa del pico de la frecuencia dominante con respecto al total del espectro de frecuencias analizado (véase la figura 1). El cálculo del

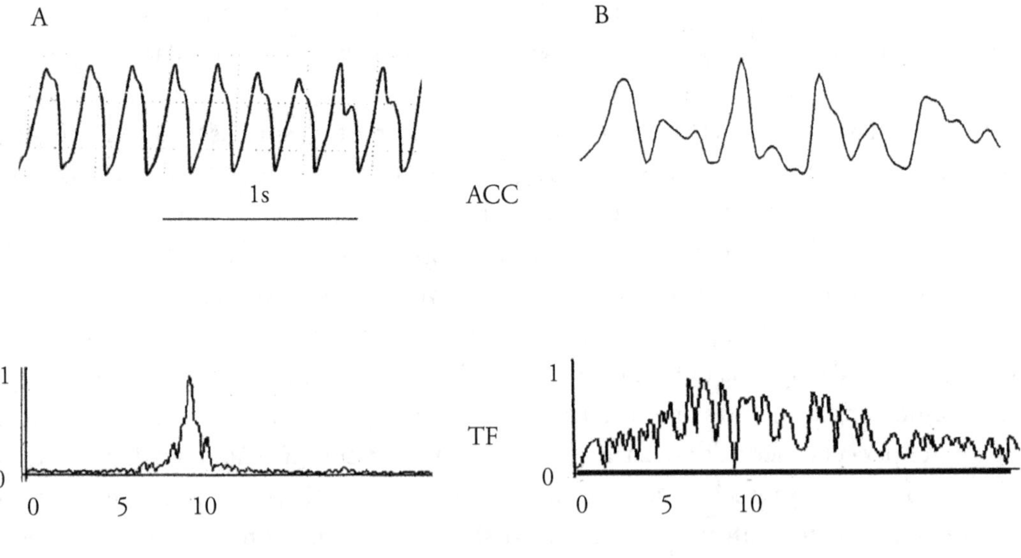

Figura 1.

Grado de ritmicidad del movimiento oscilatorio en un paciente con TE
y en un paciente con mioclonías de acción. Obsérvese la ausencia
de un pico definido en la transformada de Fourier en el paciente con mioclonías de acción.

grado de ritmicidad del movimiento puede ayudar en el diagnóstico diferencial entre temblor y mioclonías y es útil en el estudio electrofisiológico de los parkinsonismos.[2] En este capítulo se revisan los aspectos fisiológicos que predisponen a la generación del temblor en el ser humano. Dichos mecanismos tienen una base general en la organización del sistema nervioso y ciertas particularidades que dependen del tipo de temblor. Por lo tanto, los subcapítulos que siguen van a tratar, en primer lugar, de mecanismos fisiológicos generales y, seguidamente, de aspectos particulares de cada tipo de temblor.

2 Aspectos fisiológicos del sistema motor que pueden contribuir al temblor

El sistema nervioso del hombre presenta una serie de características mecánicas y fisiológicas que facilitan la generación de oscilaciones. Quizás el principal mecanismo es el simple hecho de la descarga neuronal. Una vez se produce un potencial de acción propagado a lo largo del axón, la neurona entra en un período refractario durante el cual no puede generar otro potencial de acción durante cierto tiempo. La terminación de este período refractario condiciona el que la neurona esté libre para generar un nuevo potencial de acción si recibe nuevas entradas excitatorias. Debido al período refractario, en un supuesto nivel teórico de excitación constante, una neurona transmitirá impulsos rítmicos cada vez que su membrana obtenga un nivel de excitación suficiente como para alcanzar el umbral de despolarización. Si bien una contracción muscular voluntaria –por ejemplo, en músculos de una extremidad– puede generar un movimiento o postura estables, las fibras musculares presentan una inercia. La propia activación de las moléculas de actina y miosina para lograr el acortamiento de la fibra muscular se produce de modo fásico. Después de una activación sobreviene un período de reposo. Durante una contracción muscular sostenida se tiende a la sincronización de la actividad en las distintas fibras musculares, lo que propicia la coincidencia de los períodos de activación y reposo que conlleva también oscilaciones.

2.1 Mecanismos oscilatorios en el sistema nervioso central

Se han descrito grupos neuronales oscilatorios a nivel de los ganglios basales, cerebelo, tronco del cerebro y médula espinal. Ejemplos de dichos circuitos oscilatorios son los que conectan los ganglios basales con la corteza motora a través del tálamo, implicados en la fisiopatología del temblor en la EP (véase la figura 2A), y los que conectan el cerebelo (núcleo dentado) con el tronco cerebral (núcleo rojo y oliva inferior), que pueden estar implicados en la generación del temblor postural y otros movimientos rítmicos (véase la figura 2B). En los ganglios basales, el uso de microelectrodos para tratamiento sintomático de la EP y los avances tecnológicos relacionados han permitido efectuar registros directos en varios núcleos que no habían sido posibles en el ser humano hasta ahora. Varios autores han utilizado los electrodos insertados en el núcleo subtalámico (nST), globo pálido interno (gPI) o núcleo ventral intermedio

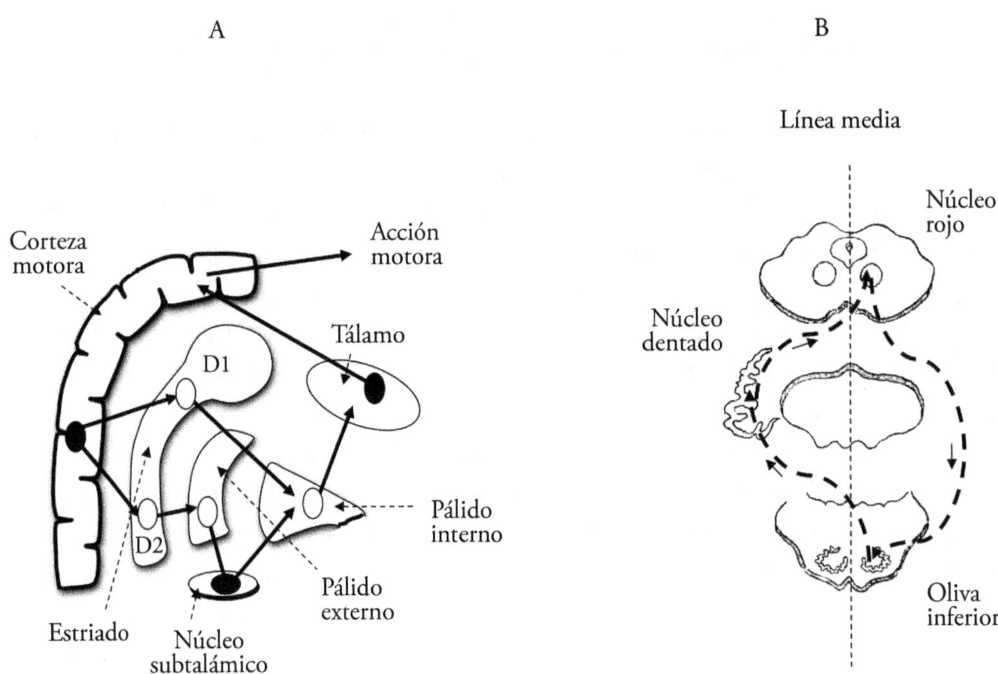

Figura 2.

Circuitos oscilatorios en el sistema nervioso central. La imagen de la izquierda (A) muestra el circuito de los ganglios basales, cuya disfunción puede generar oscilaciones anormales en el tálamo. Los círculos oscuros significan impulsos excitatorios y los círculos blancos, impulsos inhibitorios para los núcleos de destino. En la EP existe una mala regulación del estriado por parte de la sustancia negra (no representado). Esto comporta un exceso de actividad en el circuito indirecto (D2). Habrá una mayor inhibición del pálido externo que dará lugar a una menor inhibición del núcleo subtalámico y, consecuentemente, a una hiperactivación del núcleo pálido interno que inhibirá en exceso el tálamo. La imagen de la derecha (B) muestra el circuito dentato-rubro-olivar o circuito de Guillain-Mollaret, cuya disfunción puede generar oscilaciones anormales en la oliva inferior. La conexión entre el núcleo dentado y el núcleo rojo es cruzada, como también lo es la conexión entre la oliva inferior y el núcleo dentado. De este modo, las lesiones en un lado producen típicamente manifestaciones ipsilaterales.

del tálamo (viT) para registro de la actividad en reposo y durante contracción voluntaria.[3,4]

Estos registros han aportado evidencia de que los circuitos oscilatorios de los ganglios basales contribuyen a la fisiopatología del temblor en la EP. Con el microelectrodo se han registrado espigas procedentes de la actividad neuronal y potenciales de campo local, procedentes de activación de grupos neuronales a distancia. Mediante cualquiera de estos sistemas de registro se pueden observar patrones de actividad específicos para cada núcleo. Tanto en el nST como en el gPI se ha registrado una frecuencia de pulsación alta[5,6] que, probablemente, indica la falta de inhibición característica de la disfunción en la vía indirecta de los ganglios basales en la EP.[7,8] Esta actividad presenta oscilaciones relacionadas con el temblor que disminuyen sustancialmente con dopamina. A través de registros directamente desde el viT, Chen *et al.*[9] encontraron diferencias significativas en los osciladores de los ganglios basales entre el temblor de los pacientes con EP y el de los pacientes con temblor esencial (TE), con frecuencias, significativamente, mayores en los pacientes con EP.

Los potenciales de campo lejano son accesibles a registro mediante los cables del electrodo una vez implantado y, de este modo, se ha podido examinar el comportamiento de la actividad oscilatoria mientras los pacientes realizan tareas motoras o cognitivas. Brown y Williams[10] encontraron tres bandas de frecuencia prevalentes: menos de 8 Hz, entre 8 y 30 Hz, y mayores de 60 Hz. La banda de frecuencias predominante en reposo sin medicación dopaminérgica fue la de 8 a 25 Hz (alfa-beta), que se considera relacionada con la acinesia, ya que disminuye con la realización de un movimiento. En el registro con medicación, la frecuencia dominante es de 70-80 Hz, una banda que inicialmente se relacionó con la generación de discinesias y que hoy en día se considera la restauración del patrón fisiológico relacionado con el movimiento. Por lo tanto, parece que el circuito subtálamo-pálido-tálamo-corteza está modulado por la dopamina y por la estimulación cerebral profunda del nST. La actividad oscilatoria en la banda de frecuencias 8-30 Hz, supuestamente anormal, se suprime, también de manera transitoria, mediante estimulación magnética cortical (EMC) a intensidades incluso subumbrales para la generación de un potencial evocado motor.[11] En resumen, el cociente beta/alfa está reducido en el nST en pacientes con temblor, lo que sugiere que el balance entre frecuencias bajas y altas está asociado con el temblor.

Aparte de los ganglios basales y el tálamo, también en el tronco del cerebro se observó actividad oscilatoria, posiblemente relacionada con el temblor. En la oliva inferior se generan oscilaciones de entre 8 y 12 Hz que se corresponden con el temblor fisiológico. En cambio, si se produce una lesión del núcleo dentado del cerebelo, la frecuencia se reduce a 6-8 Hz. Las neuronas de la oliva inferior presentan una franca autorritmicidad. Se considera que la membrana celular tiene un umbral bajo para la conductancia del Ca++ que puede generar potenciales de acción incluso en una despolarización que sería subumbral para otras neuronas. Como es sabido, la entrada masiva de Na+ se sigue de la salida más lenta de K+ que condicionaría una hiperpolarización transitoria, seguida de una activación de rebote del Ca++ y la generación de un nuevo potencial de acción por nueva entrada de Na+, posiblemente relacionado con una lenta inactivación de los canales de Na+.

2.2 *Mecanismos oscilatorios relacionados con la contracción muscular*

Durante la contracción voluntaria, las motoneuronas alfa se activan a frecuencias variables dependiendo de la fuerza a ejercer. El tiempo de hiperpolarización después de pulsación *(afterhyperpolarization)* es de unos 100 ms y, por lo tanto, la pulsación por defecto es de alrededor de los 10 Hz. Este tiempo, sin embargo, se acorta ante la llegada de más impulsos excitatorios al cuerpo de la motoneurona (sumación temporal). Este ritmo queda compensado por el hecho fisiológico de que las motoneuronas se activan de manera no sincronizada, al menos al inicio de la contracción. Sin embargo, los mecanismos de producción de la contracción muscular facilitan la generación de oscilaciones por otros medios. Una vez producidos los potenciales de acción en las fibras musculares se genera el acortamiento de la fibra en un proceso en el que se produce el deslizamiento de las cabezas de miosina sobre la actina. Este hecho depende de la llegada de los potenciales de acción a cada fibra muscular y, por lo tanto, está condicionado por la frecuencia de dichos impulsos excitatorios. De nuevo, no obstante, las diferencias entre fibras musculares amortiguan las posibles oscilaciones derivadas de dicho proceso. Finalmente, a nivel muscular, el acortamiento fibrilar causa un acortamiento de la longitud del músculo, y arrastra consigo a la articulación correspondiente. Este proceso tiene una inercia que es diferente para cada articulación y, debido a ella, los músculos alcanzan una frecuencia de fusión tetánica en la que la masa muscular está todavía desplazada cuando llega el siguiente potencial de acción motor para generar una nueva descarga. Esta frecuencia de fusión tetánica es, también, distinta para cada músculo, pero una cifra media en el ser humano es de unos 20 Hz. La inercia y la rigidez de la articulación determinan la frecuencia de resonancia natural, que es inversamente proporcional a la masa de la parte móvil: de unos 25 Hz para el dedo, 9 Hz para la muñeca, y 2 Hz para el codo.[12]

La fatiga durante una contracción muscular sostenida induce una sincronización de la activación de las unidades motoras. Una de las razones es la lentificación generalizada de los procesos de activación muscular. Esto hace aumentar las bajas frecuencias. El ritmo de Piper es el observado en las oscilaciones electromiográficas durante una contracción muscular sostenida.[13] Este ritmo es coherente con la actividad electroencefalográfica, y sugiere una tendencia a la sincronización entre las oscilaciones del sistema nervioso central y las de la actividad electromiográfica.

3   Mecanismos fisiopatológicos en la generación del temblor

La manifestación clínica del temblor se origina, la mayor parte de las veces, en cuanto el trastorno del movimiento interfiere con las actividades de la vida diaria o cuando es socialmente molesto. El temblor de reposo acostumbra a ser bien tolerado, si no se acompaña de dificultades en la realización de movimientos. Por otro lado, muchas personas son conscientes de ciertas limitaciones en las capacidades motoras por causa del temblor y, simplemente, limitan la actividad para evitar su interferencia con el argumento de tener un «pulso inestable», ejerciendo tareas que no precisen de un control sobre su estabilidad articular. Es decir, el temblor es un síntoma o signo que algunos pacientes han aprendido a tolerar, como un ejemplo de adaptación. En algunas condiciones, sin embargo, el temblor se presenta con gran discapacidad. En estas ocasiones, el conocimiento de los mecanismos fisiopatológicos permite diseñar estrategias terapéuticas apropiadas.

3.1   *Temblor fisiológico*

El temblor fisiológico está presente en todos los seres humanos. Habitualmente se trata de una oscilación asintomática de una extremidad como resultado de la interacción compleja entre mecanismos físicos, reflejos segmentarios y oscilaciones centrales.[14] El movimiento mecánico y reflejo viene determinado en parte por el balistocardiograma, las propiedades mecánicas de los músculos, las características de pulsación de las motoneuronas, el reflejo de estiramiento y la retroalimentación a partir de los husos musculares. La frecuencia básica de este componente es inversamente proporcional a la masa y la rigidez de la extremidad: al aumentar la masa disminuye la frecuencia del temblor (y aumenta su amplitud). El análisis espectral de la oscilación en el temblor fisiológico revela la existencia de un componente relativamente estable, que no varía con la masa de la extremidad, a una frecuencia de alrededor de 10 Hz. Este componente persiste después de desaferentización y, por lo tanto, se atribuye a un patrón generador de movimiento central.

El temblor fisiológico exagerado aparece con la ansiedad, el ejercicio, la fatiga y otras condiciones que aumentan la actividad beta-adrenérgica periférica. En estos casos, el temblor es visible y puede llegar a interferir con las actividades de la vida diaria. Algunos pacientes pueden limitar ciertas actividades por la presencia del temblor o por incomodidad social («me tiembla el pulso»). El miedo a no poder efectuar ciertas tareas puede condicionar el comportamiento social o laboral de la persona afecta.

3.2 *Temblor de reposo*

Incluso estando en reposo, los aferentes musculares aportan, probablemente, información acerca del tono y otros aspectos del funcionalismo muscular. No obstante, se considera que la descarga aferente es, relativamente, modesta. Por lo tanto, la presencia de temblor en reposo sugiere la actividad de osciladores centrales. Los mecanismos periféricos participan, probablemente, modulando la amplitud del movimiento oscilatorio. Se ha argumentado, como dato en favor del origen central del temblor en reposo, el hecho de que éste puede modularse por medio de la estimulación cortical.[15] Sin embargo, ni los generadores del movimiento oscilatorio en el sistema nervioso central ni los tractos motores que están involucrados en vehicular las señales hasta las motoneuronas son bien conocidos, pero entre ellos probablemente se cuentan los ganglios basales y el tálamo.

El temblor de reposo más frecuente y conocido es el de los enfermos con EP. Estos pacientes presentan una disfunción de los circuitos directo e indirecto de los ganglios basales (véase la figura 2A), que se inicia en hiperactividad del estriado debida a la depleción de dopamina. En el circuito indirecto, esto genera un exceso de inhibición gabaérgica sobre el núcleo pálido externo que, subsecuentemente, producirá menor inhibición del núcleo subtalámico y mayor activación del núcleo pálido interno, aumentando la inhibición del circuito tálamo-cortical. Además de ser responsable de la hipocinesia, la mayor inhibición del pálido sobre el tálamo provoca una relativa desaferentización talámica y un menor efecto inhibitorio sobre los osciladores con base en el tálamo. Esta intensificación de las oscilaciones tálamo-corticales causará una transmisión sincrónica y rítmica de los impulsos a las motoneuronas que se manifestará como temblor. Precisamente, la intervención quirúrgica o la

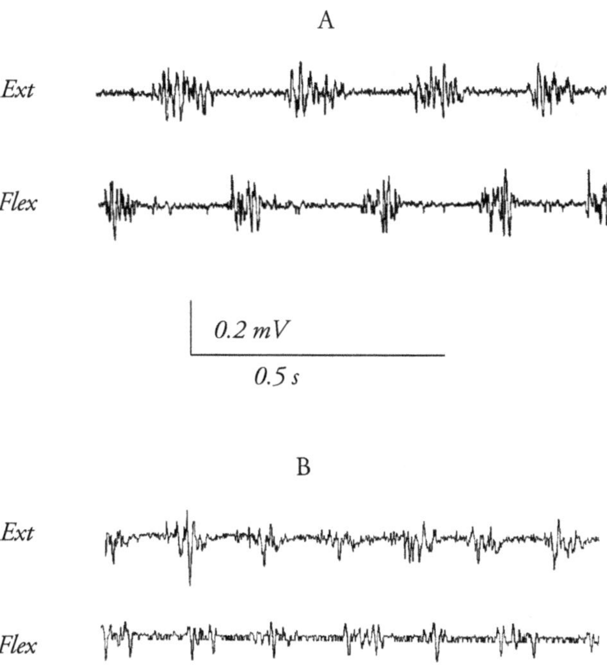

Figura 3.

Registro electromiográfico del temblor con electrodos de superficie colocados encima de los músculos extensores y flexores de los dedos de la mano. En A se muestra el registro en un paciente con EP en reposo. Obsérvese la perfecta alternancia de las salvas entre los extensores y flexores de la mano. En B se presenta el registro en un paciente con TE al mantener la posición elevada de la extremidad. En estos casos, las salvas pueden tener una disposición alternante o sincrónica según la postura.

implantación de electrodos para estimulación repetitiva en el tálamo reducen de manera significativa el temblor en la EP.

El temblor de reposo de la EP tiene una composición parecida a la que tendría un movimiento balístico de baja energía. En el movimiento balístico se observa el característico patrón trifásico, compuesto por una salva de actividad electromiográfica en el músculo agonista, seguida de una salva parecida en el músculo antagonista y de una tercera en el músculo agonista. Este patrón alternante (véase la figura 3A) es el mismo que se usaría en la ejecución de movimientos voluntarios alternantes rápidos que el individuo sano puede efectuar en la articulación de la muñeca a una frecuencia de alrededor de 5 Hz. Se considera que este patrón de movimiento balístico se genera al menos en su primera parte a nivel central, es decir, que no necesita de reaferentización desde los músculos activados. El temblor parkinsoniano es, probablemente, generado por un marcapasos central, por lo que la participación de los arcos reflejos periféricos es nula o muy escasa. De acuerdo a la disfunción más probable de los ganglios basales en la EP, se considera la hipótesis de que el incremento de inhibición, producido por el globo pálido interno sobre el tálamo, causa hiperpolarización y activación de los canales de sodio de bajo umbral en el núcleo ventrolateral anterior. Esto dará lugar a activación de la corteza motora que, se calcula, puede suceder en unos 10 ms. La activación de motoneuronas alfa y del músculo sucederá en unos 25-30 ms más, y la reaferentización, después de dicha contracción, llegará a la corteza parietal al cabo de unos 100 ms y provocará una nueva descarga en el músculo antagonista.[13] De acuerdo con esta hipótesis, los estudios neurofisiológicos en el hombre han mostrado actividad rítmica en los núcleos ventral intermedio del tálamo, subtalámico y pálido interno.[10]

3.3 *Temblor postural y de acción*

3.3.1 *Temblor esencial*

El modelo más conocido de temblor postural es el TE, una afección considerada predominantemente monosintomática, a pesar de que recientes aportaciones han mostrado una disfunción cerebelosa subclínica. En contraste con el temblor fisiológico exagerado, un aumento de la masa desplazada (colocación de un peso en la extremidad en la que se analiza el temblor) no produce un cambio en la frecuencia, lo cual se ha tomado como evidencia de que los mecanismos periféricos, tales como el reflejo de estiramiento o las características musculares, no participan en la generación del temblor. Éste se atribuye principalmente a la disfunción de circuitos centrales. En el origen del temblor postural se admite la existencia de un circuito distinto del propuesto para el temblor de reposo. En este caso, la actividad anormal parece estar en el circuito que implica el cerebelo, el tálamo y la corteza motora. La tomografía de emisión de positrones ha demostrado hiperactividad metabólica en el cerebelo y núcleo rojo que, tal como se representa en el esquema de la figura 2B, podría generar oscilaciones en el circuito dentato-rubro-olivar. Hoy en día se considera, no obstante, que la oliva inferior es normal en el TE.[13] En el registro electromiográfico, la actividad recogida en los músculos extensores y flexores de la muñeca y dedos puede ser parecida a la del temblor en reposo, aunque existen algunas pequeñas diferencias: en el temblor postural la frecuencia es ligeramente más alta y las salvas pueden tener una disposición no perfectamente alternante, que cambia según la postura de la extremidad (véase la figura 3B).

La implicación del cerebelo se ha reconocido gracias a estudios neurofisiológicos de la configuración del patrón balístico (retraso en la latencia de la segunda fase del músculo agonista), y mediante los estudios mencionados del metabolismo cerebral con tomografía de emisión de protones o el nivel de oxigenación de la sangre venosa, mediante resonancia magnética funcional. Estos autores detectaron un aumento de la actividad del cerebelo al mantener el brazo extendido o realizar movimientos pasivos de flexión y extensión de la muñeca. También observaron un aumento de la actividad a nivel del núcleo rojo. El papel de la corteza motora en la generación del temblor postural se examinó mediante estudios de coherencia entre EEG y EMG, sin obtener datos concluyentes hasta la actualidad; probablemente, por limitaciones de las técnicas electrofisiológicas.

La evidencia de disfunción cerebelosa en los pacientes con TE se ha incrementado en los últimos años. En exploración clínica, muchos pacientes con TE muestran algunos elementos sugestivos de lesión cerebelosa.[17] Aparte de aspectos relacionados con la propia naturaleza del temblor, algunos autores han puesto de manifiesto alteraciones en la marcha en tándem, inestabilidad postural, anormalidades en los movimientos oculares de seguimiento o en la supresión del reflejo vestíbulo-ocular en los movimientos bruscos de la cabeza. En la exploración de neuroimagen espectroscópica, Pagan *et al.*[18] mostraron una reducción en el cerebelo de la proporción de N-acetil aspartato con respecto a creatina o colina, en comparación con sujetos sanos. Dupuis *et al.*[19] describieron el caso de un paciente que mejoró de su temblor postural en un lado del cuerpo tras sufrir un infarto cerebeloso ipsilateral. Por último, en el diagnóstico patológico de pacientes con TE, fallecidos a causa de enfermedades intercurrentes, se han podido observar lesiones en el cerebelo.[20]

En lesiones bien definidas de los circuitos eferentes cerebelosos se acostumbra a observar un temblor cinético; dicho temblor es ipsilateral a la lesión cuando ésta es unilateral y se encuentra proximal a la decusación de los pedúnculos cerebelosos superiores, y contralateral si se encuentra distalmente. El temblor que afecta el núcleo rojo se distingue por su baja frecuencia (2-3 Hz) que se observa, distintivamente, en la posición de la mano en «ademán de despedida». Algunos pacientes, por ejemplo aquéllos con esclerosis múltiple, presentan combinaciones de varios tipos de temblor. En la mayoría de temblores posturales o cinéticos relacionados con lesiones cerebelosas, el temblor podría generarse por errores en la configuración de las salvas de actividad electromiográfica en las que se basa el movimiento. Las salvas no tienen la misma amplitud o relación temporal entre agonistas y antagonistas que deberían tener en condiciones normales. Por ejemplo, Britton *et al.*[21] describieron un retraso en la segunda salva del músculo agonista en la configuración del patrón trifásico característico de un movimiento balístico. Es posible que las anormalidades en la función cerebelosa causen una alteración en el proceso de integración de las aferencias musculares en el comando motor. Aunque el patrón trifásico está generado a nivel central y no precisa de información aferente para su ejecución,[16] en la última salva puede producirse cierto grado de contribución de los aferentes musculares.[22] El papel de los impulsos que alcanzan el cerebelo a partir del nervio periférico se ha sugerido por el cambio producido en las características del temblor por un aumento del peso de la extremidad o por la isquemia.

El tálamo forma parte, indudablemente, del circuito implicado en el temblor postural. En algunos pacientes con TE se ha demostrado una marcada correlación entre la descarga neuronal del tálamo y la actividad de unidades motoras de los músculos del antebrazo.[23] No obstante, no se han descrito alteraciones de las características de los potenciales de acción registrados en el tálamo mediante microelectrodos en preparación para el tratamiento de pacientes con TE severo. También se han descrito algunos trastornos poco específicos en los pacientes con TE, lo que incluye disfunciones cognitivas tales como alteraciones de la fluencia verbal, memoria de trabajo verbal o denominación, depresión, tendencia al pesimismo, ansiedad, etc., que podrían sugerir implicación de circuitos frontales.

3.3.2 *Actividad muscular anormal postural o de acción similar al temblor*

El mantenimiento de una postura implica, siempre, una discreta inestabilidad articular en relación a determinados aspectos físicos y fisiológicos comentados anteriormente; sin embargo, en sujetos sanos, esta inestabilidad es negligible. Pueden ocurrir variaciones, observables clínicamente, por irregularidades en el flujo de los impulsos nerviosos que alcanzan los músculos implicados. En teoría, esto puede ocurrir de modo rítmico y oscilatorio, como en el TE descrito anteriormente, o bien de modo irregular, en relación a la generación de impulsos nerviosos por hiperexcitabilidad que puede ocurrir de manera ocasional en varios puntos del circuito motor. Éstos son los casos de las mioclonías de acción o de las mioclonías corticales reflejas. Esto ilustra el hecho de que manifestaciones clínicas similares pueden tener una fisiopatología diferente. Así, como en el caso del temblor, se considera la hipótesis de la existencia de hiperactividad en circuitos oscilatorios rítmicos en las mioclonías y en otras entidades que pueden cursar con movimientos semirrítmicos. La fisiopatología puede variar e implicar desde focos de generación ectópica de impulsos hasta la activación de mecanismos de compensación de posturas anormales distónicas. La confusión entre uno y otro tipo de actividad puede ocurrir en una exploración clínica rápida o poco profunda, pero es importante que el neurólogo pueda distinguir la disfunción motora.

3.3.2.1 Mioclonías

En las mioclonías posturales o de acción se observa a veces el movimiento individual de uno o varios dedos, de modo no sincrónico, en lo que se ha definido como mini-polimioclonías.[24] Muchas enfermedades degenerativas del sistema nervioso cursan con la presencia de mioclonías en algún momento de su evolución. En muchos casos se trata de mioclonías multifocales y de pequeña amplitud que provocan, a veces, movimientos aislados de los dedos de la mano y que pueden definirse como minipolimioclonías. Entre las enfermedades que se presentan con síndrome parkinsoniano, las mioclonías son más evidentes en la atrofia multisistémica y en la degeneración córtico-basal. En la mayoría de artículos, los movimientos involuntarios multifocales pseudorrítmicos de la musculatura de las manos de predominio postural que presentan los pacientes con atrofia multisistémica y síndrome parkinsoniano se han descrito como «temblor a sacudidas» o *jerky tremor*.[25] Sin embargo, el análisis de la frecuencia del movimiento y de las respuestas reflejas a estímulos sensitivos permite reconocer que la verdadera naturaleza del movimiento es la mioclonía,[2] y que probablemente se debe a una disfunción multifocal en la integración sensitivo-motora de aferencias somatosensoriales. El término «minipolimioclonía» se ha utilizado para referirse a los movimientos involuntarios breves que se observan en entidades tan diversas como la siringomielia, la atrofia muscular primaria o la enfermedad de Alzheimer. En la tabla 1 se presenta una relación de las entidades en las que se han descrito minipolimioclonías con vistas al diagnóstico diferencial entre temblor y mioclonias. Okuma *et al.*[26] han demostrado la existencia de actividad cortical que precede a la mioclonía en pacientes con atrofia multisistémica y minipolimioclonías. Las minipolimioclonías son habitualmente asintomáticas; es decir, el paciente no refiere síntomas atribuibles a la presencia de las mioclonías y, por ello, en estos casos no es aconsejable efectuar un tratamiento dirigido a las mioclonías. Sin embargo, el reconocimiento del tipo de movimiento anormal puede ser de ayuda en el diagnóstico diferencial de las entidades que cursan con síndrome parkinsoniano.

	Signo clínico dominante	Salvas EMG en el antebrazo	EEG	Onda C
Enfermedad motoneurona	Fasciculaciones Atrofia muscular	Asincrónicas (1 a 20 Hz)	No descrito	No descrita
Polineuropatía	Abolición de reflejos Hipostesia severa	Movimientos lentos asíncronos	No descrito	No descrita
Enfermedad de Alzheimer	Demencia	Salvas EMG sincrónicas en varios músculos	Ritmos lentos Actividad epileptiforme Onda negativa frontal	Presente
Epilepsia mioclónica	Crisis epilépticas	Sincrónicas irregulares	Onda negativa frontal	Presente
Siringomielia	Debilidad, espasticidad Trastornos sensitivos	Asincrónicas irregulares	No descrito	No descrita
AMS (estrío-nígrica)	Síndrome rígido-acinético	Sincrónicas (1 a 12 Hz)	Normal	Presente

AMS: atrofia multisistémica; EMG: electromiografía; EEG: electroencefalografía; Onda C: mioclonía refleja en músculos del antebrazo.

Tabla 1.

Entidades en las que se han descrito minipolimioclonías o temblor a sacudidas (jerky tremor).

La existencia de mioclonías es más conocida en la atrofia multisistémica con síntomas cerebelosos –anteriormente conocida como atrofia olivopontocerebelosa– que en la variante parkinsoniana. En estos enfermos, las mioclonías reflejas se observan, preferentemente, a partir de estímulos exteroceptivos somatosensoriales en los dedos de las manos. La respuesta refleja, considerada una mioclonía refleja (onda C), puede registrarse en la musculatura del antebrazo mediante electrodos de superficie. Esta respuesta se denomina «onda C», y es el correlato electromiográfico de la mioclonía cortical refleja. En realidad, las respuestas reflejas identificadas en la atrofia multisistémica podrían corresponder a un reflejo cutáneo-muscular exagerado más que a una onda C. Sin embargo, la diferenciación entre una verdadera mioclonía cortical refleja (onda C) y la más común exageración de respuestas reflejas del antebrazo puede ser difícil en la práctica clínica.

Una forma intermedia entre temblor y mioclonías es lo que se ha denominado el «temblor cortical».[27] Esta entidad se ha descrito en familias japonesas y se caracteriza por un temblor sincrónico a una frecuencia de 8 a 15 Hz en los músculos del antebrazo, donde la duración de las salvas es breve (menos de 50 ms). Se observan alteraciones neurofisiológicas indicativas de mioclonías (potenciales evocados gigantes, onda C, etc.) y, a diferencia de lo que se observa en el TE, el patrón electromiográfico puede influirse por estímulos magnéticos y eléctricos corticales, pero no por estímulos en el nervio periférico.[13] El temblor cortical responde bien a los antiepilépticos como clonazepam o valproato.

Una forma de mioclonía que se presenta rítmicamente es la palatal (conocida también con el nombre de «temblor palatal»). En esta entidad se produce una activación anormal de los músculos del velo del paladar blando como resultante de una actividad anormal en el circuito de Guillain-Mollaret (triángulo dentato-rubro-olivar), representado en la figura 2B. Se han descrito dos formas de temblor palatal: sintomática e idiopática.[28] En la forma sintomática se observan contracciones de los músculos elevadores del velo del paladar, a veces unilaterales, con inervación procedente de los núcleos facial y ambiguo. En este caso se observan, de manera habitual, otras alteraciones secundarias a la afección causante de la mioclonía palatal y, típicamente, la oliva inferior está hipertrofiada. En la forma idiopática se contrae el músculo tensor del velo del paladar, inervado por el nervio trigémino. La contracción de este músculo abre la trompa de Eustaquio y, por lo tanto, el paciente acostumbra a oír un sonido rítmico, típicamente un clic muy molesto, que puede ser el único motivo de consulta al especialista.

Las lesiones del tronco del cerebro o del cerebelo pueden asociarse a una presentación clínica peculiar, que consiste en un movimiento rítmico, denominado miorritmia, temblor rúbrico o temblor de Holmes. La miorritmia es un movimiento lento, a una frecuencia de 1 a 3 Hz, predominante en reposo, que puede persistir durante la activación muscular voluntaria.

En algunos síndromes paraneoplásicos se observan mioclonías semirrítmicas que afectan los globos oculares *(opsoclonus-mioclonus)*. Esto es debido a disfunción inespecífica del tronco del cerebro de origen autoinmune, sin que se revelen alteraciones focales en la neuroimagen. Es habitual que las mioclonías semirrítmicas oculares se acompañen de mioclonías también en las extremidades, aunque éstas pueden no ser muy evidentes. La más conocida de estas últimas es la miorritmia óculo-masticatoria, que consiste en movimientos rítmicos de los ojos junto con contracciones de los músculos masticatorios, faciales o de las extremidades. El diagnóstico se realiza mediante biopsia de intestino delgado, en la que pueden hallarse macrófagos con material PAS-positivo, o los propios bacilos en el examen con microscopio electrónico. Si la biopsia de intestino delgado es negativa, pero sigue sospechándose la existencia de una enfermedad de Whipple debe realizarse un estudio del ADN de *Tropheryma whippelli* en la muestra de intestino delgado. La enfermedad es curable y, por ello, debe insistirse en el diagnóstico de certeza cuando hay sospechas clínicas fundadas. El tratamiento más efectivo consiste en cefalosporinas y tetraciclinas.

3.3.2.2   Distonía

En algunas formas de distonía se puede observar temblor (temblor distónico). Áreas en las que pueden plantearse dudas diagnósticas entre temblor y distonía son: *1)* el temblor de la escritura *versus* espasmo del escribiente, *2)* temblor de la voz *versus* disfonía laríngea, y *3)* temblor de la cabeza *versus* distonía cervical. En estos casos, el diagnóstico diferencial puede ser fácil a ojos de un experto o cuando el temblor afecta también a otras partes del cuerpo. No obstante, el TE puede manifestarse de manera específica para una determinada tarea, o involucrar solamente a una parte del cuerpo. En estos casos es bueno buscar algunas estrategias que ayuden a determinar el cuadro sindrómico. El temblor de la escritura se distingue del espasmo del escribiente por la presentación rítmica de movimiento, típicamente al iniciar la escritura. El registro en una pizarra que permita el análisis de la frecuencia del movimiento muestra que ésta es similar a la esperable en el TE. Esta condición responde peor que el típico espasmo del escribiente a la inyección de toxina botulínica. El temblor de la voz se distingue de la disfonía laríngea en la oscilación del sonido. El paciente con temblor distónico presenta habitualmente algunos signos de distonía como por ejemplo, la ayuda que puede tener de un gesto antagonista. En el temblor cefálico, el registro electromiográfico puede ser de ayuda. Tanto el temblor distónico como una manifestación selectiva del TE pueden presentarse como un temblor «no-no» o «sí-sí», en función de la postura de la cabeza o de la implicación de los músculos esternocleidomastoideos. Sin embargo, al solicitar al paciente que efectúe una rotación del cuello se observa un comportamiento distónico en el caso de la distonía, y normal en el caso del TE.

3.3.2.3   Otras formas de actividad anormal semirrítmica

En neuropatías periféricas moderadas o severas se puede observar temblor postural o de acción (temblor neuropático). Probablemente, el mecanismo de acción es similar al descrito para el temblor postural, facilitado en este caso por la debilidad muscular y el deterioro de la información que alcanza el sistema nervioso central a causa de la neuropatía. Esta forma de temblor ha sido relativamente poco estudiada, y presenta muchos puntos de interés fisiopatológico. Es posible que el temblor observado en enfermos con fenilcetonuria sea una manifestación de temblor neuropático.[29] En neuropatías periféricas hereditarias motoras y sensitivas puede observarse también temblor (síndrome de Roussy-Levy). En otras ocasiones, el temblor puede asociarse con un síndrome regional complejo tipo I o II (sin o con lesión neuropática evidente acompañante). Ello ha llevado a algunos especialistas a sugerir que el sistema nervioso simpático participa en la fisiopatogenia del temblor aunque éste y otros muchos aspectos quedan todavía por clarificar en relación al temblor neuropático.

Una actividad anormal en forma de temblor puede aparecer en el contexto de varios trastornos del movimiento, tales como corea, tics, discinesias, acatisia y otros. Un examen clínico exhaustivo y experto permitirá distinguir estos síndromes entre sí y con respecto a otras formas de temblor. La retirada de neurolépticos puede dar lugar también a temblor de reposo, postural y de acción. También puede aparecer temblor en traumatismos craneales o en lesiones cerebrovasculares.

3.4 *Otras formas de temblor*

3.4.1 *Temblor ortostático*

Se trata de una forma de temblor postural que se describe separadamente por sus peculiaridades fisiopatológicas y clínicas, y es todavía dudosa su relación con el TE. Esta forma de temblor fue descrita por primera vez por Heilman en 1984.[30] Se manifiesta por una contracción rítmica de músculos antagonistas en las extremidades inferiores que, en ocasiones, no se transforma en movimiento que sea apreciable a simple vista pero puede registrarse mediante electromiografía de superficie con la que se observan salvas de gran amplitud. A causa de la gran sincronización de las fibras musculares que participan en cada salva, un modo peculiar de registrar la actividad anormal del temblor ortostático es la auscultación mediante un estetoscopio de la actividad muscular. En tal caso se escucha el llamado ruido de helicóptero, por la alta frecuencia de las salvas.[31] Los pacientes afectos de temblor ortostático refieren, principalmente, fatiga y debilidad de las extremidades inferiores hasta el punto de que éstas les obligan a sentarse después de poco tiempo de estar en bipedestación. La marcha es mejor tolerada que la bipedestación estática. El registro electromiográfico en bipedestación muestra, típicamente, salvas de duración muy breve, que pulsan sincrónicamente en músculos antagonistas a una frecuencia de entre 14 y 18 Hz. La actividad también es, predominantemente, sincrónica en músculos de ambas extremidades inferiores, lo cual sugiere que el generador del movimiento está en el sistema nervioso central.

Existen todavía muchos aspectos dudosos en lo que concierne a los mecanismos fisiopatológicos que subyacen en el temblor ortostático; es, probablemente, el más peculiar de todos los temblores que afectan al ser humano. Determinados estudios han mostrado un alto índice de coherencia de las salvas entre las dos extremidades inferiores, cosa que no se observa en otros temblores como, por ejemplo, en la EP o en el TE. Se considera que el temblor ortostático responde a clonazepam o gabapentina, mientras que estos medicamentos no son eficaces en otros temblores. Curiosamente, empero, en un paciente con temblor ortostático que manifestaba una mejoría notable de su temblor con clonazepam no se observaron diferencias al comparar los registros electromiográficos pretratamiento con los registros postratamiento (véase la figura 4). Entra dentro

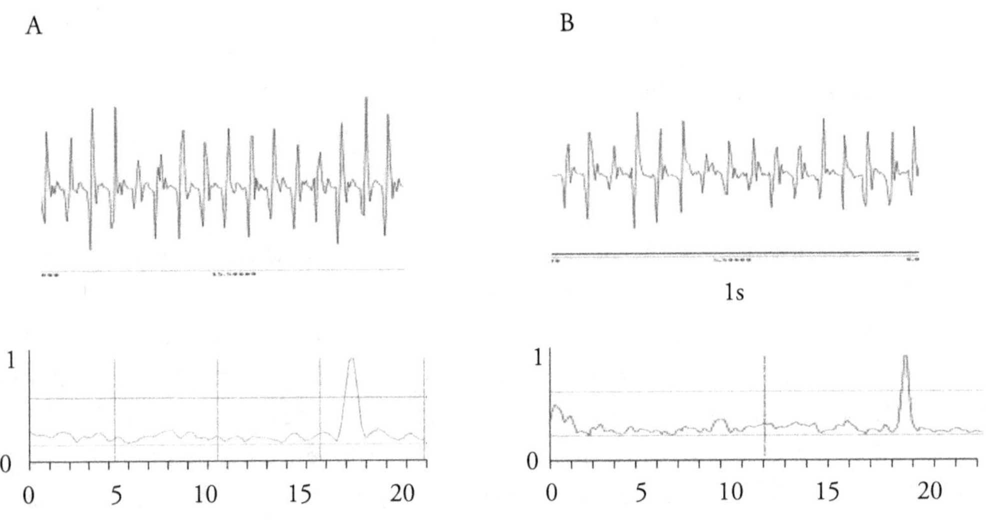

Figura 4.

Comparación del temblor ortostático en un paciente examinado en dos ocasiones (A = 12 de abril de 2000 y B = 15 de mayo de 2001). En la gráfica superior se muestra el registro electromiográfico del músculo tibial anterior, y en la gráfica inferior la transformada de Fourier de dicho registro. En la segunda exploración (B), el paciente manifestaba una notable mejoría después de seis meses de tratamiento con clonazepam.

de lo posible, pues, que la percepción de inestabilidad y la sincronización de actividad electromiográfica en salvas sean dos manifestaciones distintas del síndrome.

No todos los temblores que afectan las extremidades inferiores pueden catalogarse como temblor ortostático. En algunos casos, el temblor de una extremidad inferior puede ser una manifestación de la EP o presenta signos asociados que sugieren otros tipos de temblor.[32] Por otro lado, la inestabilidad postural en bipedestación puede ser causada por otros problemas neurológicos, tales como trastornos vestibulares, medulares o radiculares. Por ello, el estudio electromiográfico en la sospecha de temblor ortostático es una parte esencial en el procedimiento diagnóstico.

3.4.2 Temblor de tronco, cabeza o mandíbula

En ocasiones, el temblor postural afecta de modo prácticamente aislado al tronco, la cabeza o la mandíbula. Aunque éstas pueden ser formas de TE, presenta rasgos claramente peculiares que permiten separarlo del estudio específico del mismo. En el temblor de tronco es necesario considerar la posibilidad de mioclonías abdominales que algunos autores consideran psicogénicas.[33] En el temblor aislado de cabeza, el diagnóstico diferencial más importante es con la distonía cervical (véase también el párrafo 3.3.2.2). Una de las posibles diferencias estriba en que en el temblor distónico se puede observar la disminución o desaparición de las salvas al colocar la cabeza en una posición determinada, lo que se denomina el punto neutro;[13] mientras que el temblor cefálico, en el caso del TE, es bastante homogéneo en las diferentes posiciones. Por último, el temblor de barbilla podría tener una causa genética, y se han observado episodios recurrentes de temblor en herencia autosómica dominante. En un caso de temblor de barbilla, observamos descargas sincrónicas en el músculo masetero de ambos lados a frecuencia de alrededor de 20 Hz, lo que pudiera sugerir una fisiopatología similar a la del temblor ortostático.

3.4.3 Temblor psicógeno

El temblor es una alteración del movimiento voluntario relativamente fácil de imitar. Por ello no es infrecuente observar pacientes con temblor psicógeno. En estos casos debe considerarse la posibilidad de afecciones neurológicas subyacentes que podrían quedar enmascaradas por la presencia del temblor. Por lo tanto, el neurólogo debe tomar todas

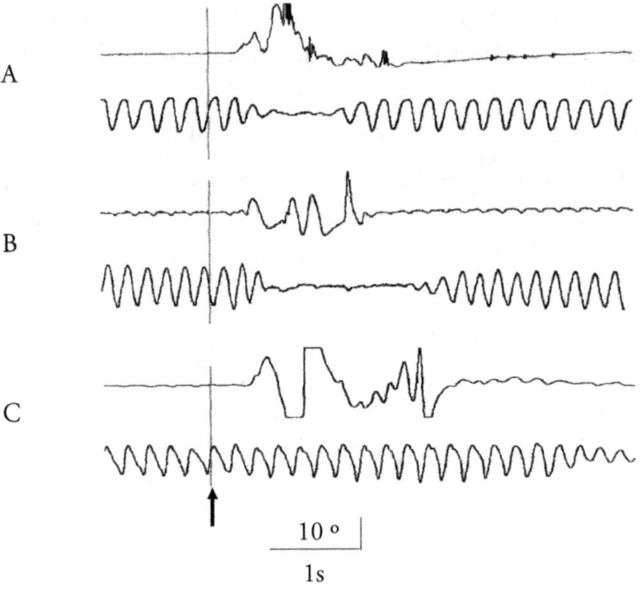

Figura 5.

Interrupción del temblor imitado por un sujeto sano (A), y el de un paciente con temblor psicógeno (B), pero no el de un paciente con EP (C), cuando efectúan un movimiento balístico con la extremidad contralateral en un paradigma de tiempo de reacción. S = Señal imperativa. En cada una de las gráficas, el trazo superior corresponde a la extremidad con la que se efectúa el movimiento balístico en respuesta a S, y el trazo inferior es el registro acelerométrico del temblor.

las precauciones posibles antes de dar el diagnóstico de temblor psicógeno como definitivo. Koller *et al.*[34] establecieron los siguientes criterios para el diagnóstico de temblor psicógeno: inicio abrupto; curso no progresivo; remisión espontánea; combinación de varias formas de presentación; incapacidades motoras específicas; cambios irregulares de amplitud y frecuencia; falta de respuesta a la medicación habitual; disminución del temblor con distracción; respuesta al placebo; ausencia de otros signos neurológicos, y mejoría con psicoterapia. No son habituales signos francos de patología psiquiátrica, pero es frecuente detectar depresión o disfunción psicosomática. En una gran mayoría de pacientes con temblor psicógeno se puede identificar una causa precipitante, como estrés, traumatismo, episodio de enfermedad, cirugía o reacción adversa medicamentosa.

Algunos detalles en la exploración electrofisiológica pueden ayudar a la identificación del origen voluntario del movimiento rítmico en casos de temblor psicógeno. El movimiento tiene, significativamente, más variabilidad en frecuencia que la que se observa en pacientes con EP o con TE. Aprovechando la observación de que el movimiento voluntario balístico de una extremidad se acompaña de inhibición de la actividad en la extremidad contralateral, Kumru *et al.*[35] mostraron que el movimiento oscilatorio, registrado mediante acelerómetro en una mano, se interrumpía por un período de tiempo variable de entre 500 y 2.000 ms cuando el sujeto ejecutaba la orden de mover de modo balístico la extremidad contralateral (véase la figura 5). Esto fue así en sujetos sanos y en pacientes con temblor psicógeno, mientras que aquéllos que padecían EP o con TE no mostraban dicho efecto. Es importante buscar elementos de diagnóstico positivo en el paciente con temblor psicógeno con el fin de evitar exploraciones innecesarias con resultados normales, que encarecen el gasto sanitario público, ponen en riesgo innecesario al paciente y refuerzan de algún modo la sensación de enfermedad que el paciente quiere transmitir.

Bibliografía

1. Louis ED, Ford B, Bismuth B. Reliability bet-
    ween two observers using a protocol for diag-
    nosing essential tremor. Mov Disord. 1998;
    13: 287-93.
2. Salazar G, Valls-Solé J, Martí MJ, Chang H,
    Tolosa ES. Postural and action myoclonus in
    patients with parkinsonian type multiple sys-
    tem atrophy. Mov Disord. 2000; 15: 77-83.
3. Alessandro S, Ceravolo R, Brusa L, Pieran-
    tozzi M, Costa A, Galati S *et al.* Non-motor
    functions in parkinsonian patients implanted
    in the pedunculopontine nucleus: focus on
    sleep and cognitive domains. J Neurol Sci.
    2010; 289: 44-8.
4. Weinberger M, Hamani C, Hutchison WD,
    Moro E, Lozano AM, Dostrovsky JO. Pedun-
    culopontine nucleus microelectrode recordings
    in movement disorder patients. Exp Brain Res.
    2008; 188: 165-74.
5. Rodríguez-Oroz MC, Rodríguez M, Guridi
    J, Mewes K, Chockkman V, Vitek J *et al.* The
    subthalamic nucleus in Parkinson's disease:
    somatotopic organization and physiological
    characteristics. Brain. 2001; 124:1.777-90.
6. Hutchison WD, Lang AE, Dostrovsky JO,
    Lozano AM. Pallidal neuronal activity: impli-
    cations for models of dystonia. Ann Neurol.
    2003; 53: 480-8.
7. Alexander GE, Crutcher MD. Functional
    architecture of basal ganglia circuits: neural
    substrates of parallel processing. Trends Neu-
    rosci. 1990; 13: 266-71.
8. Wichmann T, DeLong MR. Functional and
    pathophysiological models of the basal gan-
    glia. Curr Opin Neurobiol. 1996; 6: 751-8.
9. Chen H, Zhuang P, Miao SH, Yuan G, Zhang
    YQ, Li JY *et al.* Neuronal firing in the ventro-
    lateral thalamus of patients with Parkinson's
    disease differs from that with essential tremor.
    Chin Med J. 2010; 123: 695-701.
10. Brown P, Williams D. Basal ganglia local field
    potential activity: character and functional
    significance in the human. Clin Neurophy-
    siol. 2005; 116: 2.510-9.
11. Gaynor LM, Kühn AA, Dileone M, Litvak V,
    Eusebio A, Pogosyan A *et al.* Suppression of
    beta oscillations in the subthalamic nucleus

    following cortical stimulation in humans. Eur
    J Neurosci. 2008; 28:1.686-95.
12. Brown P, Salenius S, Rothwell JC, Hari R.
    Cortical correlate of the Piper rhythm in hu-
    mans. J Neurophysiol. 1998; 80: 2.911-7.
13. Fahn S, Jankovic J. Tremors. Diagnosis and
    Treatment. En Fahn S, Jankovic J, editor, Prin-
    ciples and Practice of Movement Disorders. Fi-
    ladelfia: Churchill-Livingstone, 2007; 451-78.
14. McAuley JH, Marsden CD. Physiologic and
    pathologic tremors and rhythmic central
    motor control. Brain. 2000; 123;1.545-67.
15. Britton TC, Thompson PD, Day BL,
    Rothwell JC, Findley LJ, Marsden CD. Mo-
    dulation of postural wrist tremors by magne-
    tic stimulation of the motor cortex in patients
    with Parkinson's disease or essential tremor
    and in normal subjects mimicking tremor.
    Ann Neurol. 1993; 33: 473-9.
16. Hallett M, Shahani BT, Young RR. EMG
    analysis of stereotyped voluntary movements
    in man. J Neurol Neurosurg Psychiatry 1975;
    38:1.154-62.
17. Deuschl G, Raethjen J, Lindemann M, Krack
    P. The pathophysiology of tremor. Muscle
    Nerve. 2001; 24: 716-35.
18. Pagan FL, Butman JA, Dambrosia JM, Ha-
    llett M. Evaluation of essential tremor with
    multi-voxel magnetic resonance spectroscopy.
    Neurology. 2003; 60;1.344-7.
19. Dupuis MJM, Delwaide PJ, Boucquey D,
    Gonsette RE. Homolateral disappearance of
    essential tremor after cerebellar stroke. Mov
    Disord 1989; 4: 183-7.
20. Louis ED, Vonsattel JP, Honig LS, Lawton A,
    Moskowitz C, Ford B *et al.* Essential tremor
    associated with pathologic changes in the ce-
    rebellum. Arch Neurol. 2006; 63:1.189-93.
21. Britton TC, Thompson PD, Day BL,
    Rothwell JC, Findley LJ, Marsden CD.
    Rapid wrist movements in patients with es-
    sential tremor. The critical role of second ago-
    nist burst. Brain. 1994; 117: 39-47.
22. Rothwell JC, MacKinnon CD, Valls-Solé J.
    Role of brainstem-spinal projections in vo-
    luntary movement. Mov Disord. 2002; 17
    Suppl 2: S27-9.

23. Hua SA, Lenz FA, Zirh TA, Reich SG, Dougherty PM. Thalamic neuronal activity correlated with essential tremor. J Neurol Neurosurg Psychiatry. 1998; 64: 273-6.
24. Spiro AJ. Minipolymyoclonus: A neglected sign in childhood spinal muscular atrophy. Neurology. 1970; 20: 124-6.
25. Wenning GK, Ben Shlomo Y, Magalhaes M, Quinn SED, Quinn NP. Clinical features and natural history of multiple system atrophy. An analysis of 100 cases. Brain. 1994; 117: 835-45.
26. Okuma Y, Fujishima K, Miwa H, Mori H, Mizuno Y. Myoclonic tremulous movements in multiple system atrophy are a form of cortical myoclonus. Mov Disord. 2005; 20: 451-6.
27. Ikeda A, Kakigi R, Funai N, Neshige R, Kuroda Y, Shibasaki H. Cortical tremor: a variant of cortical reflex myoclonus. Neurology. 1990; 40:1.561-5.
28. Deuschl G, Toro C, Valls-Solé J, Zeffiro T, Zee DS, Hallett M. Symptomatic and essential palatal tremor1. Clinical, physiological and MRI analysis. Brain. 1994; 117: 775-88.
29. Pérez-Dueñas B, Valls-Solé J, Fernández-Álvarez E, Conill J, Vilaseca MA, Artuch R *et al.* Characterization of tremor in phenylketonuric patients. J Neurol. 2005; 252:1.328-34.
30. Heilman KM. Orthostatic tremor. Arch Neurol. 1984; 412: 880-1.
31. Brown P. New clinical sign for orthostatic tremor. Lancet. 1995; 346: 306-7.
32. Gerschlager W, Munchau A, Katzenschlager R, Brown P, Rothwell JC, Quinn N *et al.* Natural history and syndromic associations of orthostatic tremor. A review of 41 patients. Mov Disord. 2004; 19: 788-95.
33. Van Der Salm SM, Koelman JH, Henneke S, Van Rootselaar AF, Tijssen MA. Axial jerks: a clinical spectrum ranging from propriospinal to psychogenic myoclonus. J Neurol. 2010; 257:1.349-55.
34. Koller WC, Lang A, Vetere-Overfield B, Findley L, Cleeves L, Factor S *et al.* Psychogenic tremors. Neurology. 1989; 39:1.094-9.
35. Kumru H, Valls-Solé J, Valldeoriola F, Marti MJ, Sanegre MT, Tolosa E. Transient arrest of psychogenic tremor induced by contralateral ballistic movements. Neurosci Lett. 2004; 370: 135-9.

Capítulo 2

Epidemiología descriptiva del temblor

J. Benito-León,[1,2] S. Moreno,[1] J.P. Romero[1]

[1] Servicio de Neurología
Hospital Universitario 12 de Octubre
Madrid

[2] Centro de Investigación Biomédica en Red
sobre Enfermedades Neurodegenerativas

Dirección para correspondencia
Dr. Julián Benito-León
jbenitol@meditex.es

1 Introducción

En el mundo desarrollado, la prevalencia e incidencia de muchas enfermedades neurológicas se ha incrementado de manera considerable en los últimos años, especialmente las relacionadas con el envejecimiento, debido, sobre todo, al aumento de la esperanza de vida, a los avances diagnósticos y terapéuticos, y a una mejor educación sanitaria de la población. El temblor tampoco ha sido ajeno a este incremento. De hecho, es considerado uno de los motivos de derivación más frecuentes en las consultas de neurología. Como ejemplo, en un análisis descriptivo de la frecuencia y del tipo de enfermedades neurológicas atendidas durante el bienio 2006-2007 en un servicio de neurología de Girona con actividad ambulatoria, hasta un 3 % de los sujetos fue atendido por temblor.[1] Dentro de los distintos tipos de enfermedades que cursan con temblor, las que se remiten con más frecuencia a la consulta del neurólogo son el temblor esencial (TE) y la enfermedad de Parkinson (EP). Así, de un total de 425 pacientes consecutivos remitidos desde atención primaria con el diagnóstico de «temblor» o parkinsonismo, los diagnósticos más frecuentes, corroborados por neurólogos, fueron la EP (50 %), el TE (37 %) y el parkinsonismo farmacológico (5 %).[2] Estos datos llaman la atención teniendo en cuenta que las cifras de prevalencia e incidencia de TE son muy superiores a las de la EP. Probablemente se deba a que el TE es una enfermedad menos «grave» que la de Parkinson y, por consiguiente, los pacientes con dicha enfermedad acuden menos al médico.

En este capítulo se expondrá la epidemiología descriptiva (prevalencia, incidencia y mortalidad) del temblor en las principales entidades o patologías donde éste puede, potencialmente, aparecer. Nos centraremos más específicamente en la epidemiología descriptiva de las dos entidades más prevalentes que cursan con temblor, la EP y el TE.

2   Conceptos básicos para entender la epidemiología descriptiva del temblor

La epidemiología descriptiva describe el fenómeno epidemiológico en tiempo, lugar y persona, cuantificando la frecuencia y distribución de éste mediante medidas de prevalencia, incidencia y mortalidad. Por el contrario, la epidemiología analítica intenta, mediante la observación o la experimentación, establecer posibles relaciones causales entre factores a los que se exponen personas y poblaciones y las enfermedades que presentan.

En epidemiología se denomina «prevalencia» a la proporción de individuos de un grupo o población que presentan una característica o evento determinado en un momento («prevalencia puntual») o en un período determinado («prevalencia de período»). La prevalencia depende de la incidencia y de la supervivencia, la cual varía notablemente con las condiciones de asistencia y el nivel económico. La incidencia es el indicador más preciso del riesgo de una enfermedad. Ésta es una medida del número de casos nuevos de una enfermedad en un período determinado. A diferencia de la prevalencia, no se afecta por la supervivencia de los pacientes. Los casos nuevos no son frecuentes y, por lo tanto, se necesitan muestras amplias para obtener estimaciones estables para grupos de edad específicos. Debido a estos requisitos, los estudios de incidencia son mucho más raros que los de prevalencia.

Establecer una estimación de la prevalencia e incidencia de las enfermedades que cursan con temblor, fundamentalmente la EP y el TE, es importante por dos razones: en primer lugar, porque son un problema de salud pública; y, en segundo, porque las diferencias en la prevalencia e incidencia pueden ofrecer pistas acerca de la existencia de factores ambientales o biológicos que pueden ser de importancia etiológica.[3,4]

En el caso del TE y la EP, su abordaje epidemiológico ha presentado limitaciones desde el inicio: ausencia de criterios diagnósticos aceptados por unanimidad y de un marcador biológico diagnóstico, que dificulta, por consiguiente, la comparación entre los distintos estudios. Además de la limitación diagnóstica, la ausencia de uniformidad en los métodos de detección de casos en ambas enfermedades ha sido notoria. Así, hasta la década de 1980, los estudios se basaron en la detección de casos que accedían a las consultas médicas u hospitalarias (estudios fundamentados en series clínicas y registros hospitalarios) o en las estimaciones de prevalencia, en el caso de la EP, basados en el consumo de antiparkinsonianos. Estas metodologías son rudimentarias y excluyen a los pacientes que no acuden a las consultas médicas. Los estudios clínicos tienden a subestimar, por lo tanto, la prevalencia e incidencia de una enfermedad. Era preciso, por consiguiente, realizar estudios en la población. El estudio de Copiah County (Misisipí) cambió, de manera radical, la metodología de los estudios epidemiológicos de muchas enfermedades neurológicas, entre las cuales estaban el TE y la EP.[5,6] Los investigadores de dicho estudio aplicaron una metodología en dos fases (cribado de la población y confirmación de caso por un especialista) «puerta a puerta» (es decir, buscar información de cada sujeto, incluso a domicilio). Este estudio demostró que el número de enfermos con TE y EP que se descubren *de novo* (previamente no diagnosticados) es sustancial.[5,6] Estudios posteriores han avalado esta metodología sin la cual no sería posible hoy en día la realización de estudios precisos.[4] De hecho, Nedices (el acrónimo en inglés de *Neurological Disorders in Central Spain)* es un buen ejemplo de estudio en dos fases con metodología «puerta a puerta», realizado en España,[7] en concreto en Madrid y en la comarca de Arévalo (Ávila).

Otra forma de acercarse a la epidemiología de estas enfermedades es examinar a toda la población (metodología en una fase «puerta a puerta»). Los datos son más precisos; sin embargo, aparte de ser más costosos en tiempo y en dinero, tienen la desventaja lógica de que la población estudiada es menos numerosa y, por consiguiente, son menores los casos detectados. En España tenemos el estudio Nedisa (acrónimo en inglés de *Neurological Disorders in Salamanca),* como prototipo de estudio en el que se ha examinado a toda la población.[8]

En la actualidad, el abordaje mediante metodología en una o dos fases «puerta a puerta» en el TE y la EP es considerado el *gold standard.* Sin embargo, la realización de este tipo de estudios es muy difícil y costosa económicamente, por lo que se han publicado relativamente pocos trabajos utilizando esta metodología. En este capítulo sólo tendremos en cuenta los estudios «puerta a puerta» para describir la epidemiología del TE y la de la EP, dada su mayor fiabilidad, comparada con la de los estudios de registros clínicos y series hospitalarias.

En todo estudio epidemiológico también es importante considerar quién ha llevado a cabo el diagnóstico; es decir, si ha sido un neurólogo u otro médico. Los estudios cuyos sujetos han sido valorados por neurólogos nos proporcionan, lógicamente, unos datos más fiables. El temblor puede formar parte del espectro clínico de diversas enfermedades del sistema nervioso central y periférico e, incluso, del envejecimiento normal. Por consiguiente, no es de extrañar que entre un 30 y 50 % de los sujetos diagnosticados de TE realmente lo que tienen son otras patologías, como distonía o EP.[9]

Finalmente, al comparar los distintos estudios epidemiológicos hay que tener en cuenta, también, la distribución de edades de las poblaciones valoradas. En muchos estudios, sobre todo de los países en desarrollo, tienen una preponderancia de edades más jóvenes, mientras que en otros, sólo se estudian los sujetos ancianos de cada población.

3   Temblor esencial

El TE es el trastorno del movimiento más frecuente. Aunque el temblor es el dato definitorio de esta entidad, en los últimos años se han hecho esfuerzos para dilucidar la sintomatología no motora asociada al TE. La heterogeneidad clínica (trastornos motores y cognitivo-conductuales) y patológica documentada implica un nuevo escenario conceptual, en el que el TE, clásicamente considerado como una enfermedad monosintomática, podría considerarse como un conjunto de enfermedades que estarían vinculadas por la presencia de temblor cinético.[10,11] Los datos epidemiológicos, anatomopatológicos y clínicos son consistentes con que el TE podría ser una alteración cerebelosa de carácter degenerativo.[10,11]

3.1   *Prevalencia e incidencia*

El TE es una entidad a la cual se enfrentan con frecuencia tanto neurólogos, como médicos de atención primaria o geriatras. Las estimaciones de su prevalencia varían mucho en los diferentes países, lo que hace difícil establecerla con precisión.

En la tabla 1 se resumen los datos de los principales estudios poblacionales llevados a cabo hasta el momento actual en lo relativo al TE.[3,12-19] De manera global, la prevalencia de TE (todas las edades) es del 0,4 %; este dato se basa en dos estudios poblacionales, llevados a cabo en Nueva Guinea e Italia, en los que se examinó a todos los sujetos (véase la tabla 1).[12,13]

Por otro lado, la prevalencia cruda en los sujetos más mayores (≥ 60 años) oscila del 0,8 al 20,5 %;[14-19] sin embargo, si descartamos aquellos estudios con los datos más extremos, la prevalencia es de 2,3-14,3 % (mediana = 6,3 %).[3] Lo que sí es característico de todos ellos es que la prevalencia aumenta a medida que lo hace la edad, con prevalencias en octogenarios y nonagenarios y más de 1,5 a 21,7 % (mediana = 9,0 %),[3] lo que indica que la edad es un factor de riesgo para desarrollar la enfermedad, de manera similar a lo que ocurre en otras enfermedades neurodegenerativas como la EP. En los sujetos ≥ 95 años se ha estimado una prevalencia de 21,7 %.[18] Un dato poco estudiado es la prevalencia de temblor en niños. En un estudio llevado a cabo en Burgos en 819 niños, se observó, mediante análisis de la espiral de Arquímedes, un temblor muy leve en manos en uno de cada diez escolares.[20]

En cuanto a la incidencia del TE, sólo existe un estudio de base poblacional «puerta a puerta» publicado. En el estudio Nedices se analizó la presencia de TE incidente en una cohorte de 3.942 individuos. Se detectaron 83 casos nuevos de temblor durante el seguimiento (3,2 años), de los cuales el 77, 1 % no habían sido diagnosticados antes del estudio.

La incidencia anual ajustada fue de 616 casos cada 100.000 personas-año. No se observaron diferencias en cuanto al riesgo de TE entre mujeres y hombres.[21]

Si existen diferencias étnicas, éstas podrían reflejar diferencias en la prevalencia de genotipos susceptibles o en la exposición a factores medioambientales. No existen muchos estudios que hayan realizado comparaciones entre distintos grupos étnicos. En un estudio

Año	País	Prevalencia (%)	Edades
1960	Suecia	1,4	Todas
1976	Nueva Guinea	0,4	Todas
1982	EEUU	0,4	≥ 40
1982	Finlandia	5,6	≥ 40
1985	China	0,01	Todas
1987	Nigeria	0,01	Todas
1988	India	1,6	Todas
1989	España	0,6	Todas
1990	Etiopía	0,04	Todas
1993	Arabia Saudí	0, 1	Todas
1993	Túnez	0,2	Todas
1994	Canadá	14,3	≥ 65
1994	Italia	0,4	Todas
1994	Uruguay	0,2	Todas
1995	EEUU	2,2	≥ 65
1996	EEUU	20,5	≥ 65
1997	China	3,2	≥ 50
2001	EEUU	4,8	≥ 65
2003	España	4,8	≥ 65
2003	Turquía	4,0	≥ 40
2005	Austria	3,4	50–89
2005	Singapur	0,3	≥ 50
2007	Italia	0,8	≥ 41
2008	India	1,4	≥ 60
2008	Israel	0,8	≥ 65
2008	Tanzania	0,04	Todas
2008	Turquía	3, 1	≥ 18
2009	EEUU	5,5	≥ 65
2011	Bangladesh	1,5	≥ 18

Tabla1.

Prevalencia del TE en estudios «puerta a puerta». [3,12-19]

poblacional llevado a cabo en Nueva Guinea se encontraron diferencias en la prevalencia de TE entre poblaciones que hablaban distintas lenguas.[12] Por otro lado, un estudio realizado en Singapur en el que se comparaba a chinos, malayos e indios mostró que la prevalencia de TE fue algo más alta en indios que en chinos; no se encontraron malayos con TE.[22] El clásico estudio de Copiah County (Misisipí, EEUU)[5] mostró una tendencia no significativa de mayor prevalencia del TE en blancos que en afroamericanos; sin embargo, en este estudio se utilizó un cuestionario de cribado para detectar a los sujetos con TE. Por el contrario, en un estudio realizado en el norte de Manhattan (ciudad de Nueva York, EEUU), donde se vio a todos los participantes, se obtuvo una diferencia étnica, y la prevalencia en blancos fue más baja que en hispanos.[18]

En cuanto al género, la mayoría de estudios no muestran diferencias. Sin embargo, en un tercio de los estudios poblaciones se encuentra una mayor prevalencia de TE en los hombres.[3]

Un tema de interés es la existencia de un gran porcentaje de sujetos, detectados en los estudios poblacionales de TE, a quienes no se había diagnosticado previamente. En general, las causas son varias. La primera es que los pacientes que tienen formas leves de TE no suelen acudir a las consultas médicas y, si lo hacen, sus médicos no suelen darle mucha importancia. La segunda es que muchas veces se considera al temblor como un hallazgo ligado a la edad y, por consiguiente, no subsidiario de diagnóstico o tratamiento. En general, la proporción de casos no diagnosticados es mayor del 80 %.[3] En España, en concreto, es del 79,7 %, según datos del Nedices.[15]

3.2 *Mortalidad*

La mortalidad asociada al TE no se ha estudiado correctamente. Sólo existe un estudio de base poblacional (Nedices) en el cual se observó que existía un leve incremento de la mortalidad en los pacientes con TE a los tres años de seguimiento,[23] pero no a los diez.[24]

4 Enfermedad de Parkinson

4.1 *Prevalencia e incidencia*

En general, existen más estudios epidemiológicos sobre la EP que sobre el TE. La prevalencia e incidencia de la EP varía ampliamente a lo largo del mundo. En general, en Europa y Estados Unidos es más alta que en el resto de países, es relativamente uniforme y oscila en un rango no muy llamativo.[4,25-27] La prevalencia e incidencia en los países asiáticos, Latinoamérica y África es menor, especialmente en este último continente.[28-32] En este sentido, el estudio comparativo entre población de raza negra en Nigeria y en el estado de Misisipí (EEUU) demostró una mayor prevalencia de EP en los sujetos de raza negra afroamericanos respecto a los de raza negra nigerianos.[29] Se requieren estudios de incidencia para corroborar si esta mayor prevalencia es debida a un riesgo mayor en medio occidental (u ocasionada por una menor mortalidad) y el papel de la raza en la EP.

La tabla 2 muestra una selección de estudios de prevalencia realizados «puerta a puerta». En general, la prevalencia tiende a aumentar con la edad y en un gran número de estudios decae en los muy ancianos.[4] Este hecho puede deberse a varias causas: a un artefacto por el escaso número de ancianos muy ancianos, a una mayor dificultad diagnóstica en este grupo de edad, o puede ser un hecho real.[4]

Año	País	Prevalencia (%)	Edades
1985	Copiah County (Misisipí, EEUU)	0,347	> 39
1988	Cádiz (España)	0,270	Todas
1988	India	0,328	Todas
1988	Nigeria	0,067	> 39
1991	29 ciudades chinas	0,015	> 50
1992	Sicilia (Italia)	0,257	> 12
1994	Gironda (Francia)	1,40	≥ 65
1994	Kin-Hu (China)	0,170	> 50
1994	Róterdam (Holanda)	1,40	≥ 65
1995	Dos poblaciones rurales de Baviera (Alemania)	0,710	≥ 65
1997	Europarkinson	1,60	≥ 65
1997	Junín (Argentina)	0,656	> 39
2002	Cantalejo (Segovia, España)	0,90	≥ 40
2003	Arévalo, en Ávila, y Madrid (España)	1,50	≥ 65
2003	Beijing (China)	1,0	≥ 55
2003	Bolivia	0,050	Todas
2005	Sydney (Australia)	0,780	≥ 55
2008	Tanzania	0,020	Todas
2011	Isla de Arosa (Pontevedra, España)	1,99	> 64

Tabla 2.

Prevalencia de la EP en una selección de estudios «puerta a puerta».[4,28-37]

En la mayor parte de estudios «puerta a puerta» se ha observado una mayor prevalencia, aunque discreta, de EP en varones con respecto a mujeres. En el estudio de Li,[32] realizado en seis ciudades chinas, la prevalencia de EP en varones resultó casi tres veces superior a la de las mujeres. Este dato también ha sido corroborado en los escasos estudios de incidencia «puerta a puerta».[25-27]

Al igual que ocurre con el TE, en los estudios «puerta a puerta» se detecta un porcentaje de sujetos que no había sido previamente diagnosticado. En el caso de la EP es posible que muchos hubieran sido finalmente diagnosticados. Sin embargo, existen dudas razonables que sugieren que un número no despreciable de casos no llega a ser diagnosticado nunca, de forma que el infradiagnóstico detectado en los estudios de prevalencia e incidencia correspondería a dos fenómenos aditivos e independientes: el del retraso diagnóstico simple y el de los casos que nunca habrían sido diagnosticados. En ambas situaciones, la presencia de un infradiagnóstico importante es un signo de deficiencias sanitarias importantes y una condición fundamental para privar a una parte de la población parkinsoniana de manera temporal o definitiva del acceso a fármacos que se han mostrado eficaces en el tratamiento de la enfermedad. En nuestro medio existen datos sobre el infradiagnóstico. Concretamente, en el estudio Nedices se ha encontrado que algo más del 28 % de los casos de Parkinson no había sido diagnosticado en el estudio de prevalencia,[37] y más del 53 % en el estudio de incidencia.[26]

4.2 *Mortalidad*

Desde 1967, unos 46 estudios han analizado la mortalidad de los pacientes con EP; sin embargo, sólo cuatro de ellos son poblacionales «puerta a puerta». Estos estudios sugieren un incremento del riesgo de muerte que oscila desde 1,75 hasta más de dos veces el riesgo de la población general.[38-41] Los factores que pudieran condicionar la mortalidad de la EP también han sido objeto de análisis en estos trabajos.[38-41] Se han estudiado la edad, el género, la etnia, el consumo de café, el hábito tabáquico y alcohólico, la edad de inicio y de diagnóstico de la enfermedad, la duración de la misma, diversas características clínicas (como la afectación motora y el estadio de Hoehn y Yahr), la asociación con demencia y el tratamiento con levodopa o agonistas dopaminérgicos. La duración de la enfermedad, la presencia de demencia o la gravedad de los síntomas motores son las características de la enfermedad que se consideran más implicadas en la mortalidad de los enfermos parkinsonianos.[38-41]

4.3 Asociación entre el temblor esencial y la enfermedad de Parkinson

La asociación entre el TE y la EP está presente en la literatura médica desde hace muchos años, cuando varios trabajos especularon acerca de un vínculo común a ambos trastornos.[42] Esta presunción inicial adquiere mayor precisión y solidez con los resultados derivados de estudios posteriores, que describen una mayor incidencia de EP en el seguimiento de los pacientes con TE. Recientemente, el trabajo de un grupo español, basado en la cohorte Nedices, ha cuantificado que el riesgo de padecer EP de los pacientes con TE es cuatro veces mayor que en los sujetos sin TE.[43]

Esta vinculación potencial entre ambas enfermedades lleva unidos de manera indefectible unos matices controvertidos. Desde una perspectiva epidemiológica, el hecho de que tanto la EP como el TE se encuentren entre los trastornos de movimiento más frecuentes hace que su coexistencia en un mismo paciente pueda deberse simplemente a la casualidad. Por otra parte, desde un punto de vista clínico, el temblor postural, manifestación clínica sobresaliente del TE, está presente en un alto porcentaje de pacientes con EP, e, incluso, puede ser su única manifestación en etapas tempranas. Por consiguiente, se podría considerar como TE pacientes que, en realidad, tienen una EP en fase inicial, lo que conlleva una sobrestimación potencial de la asociación de ambas entidades. Asimismo existe cierta complejidad en la realización de un diagnóstico de EP en un paciente con historia previa de TE. Todas estas limitaciones, que podrían dificultar la interpretación de los resultados, han sido, no obstante, controladas de manera aceptable por la metodología de los estudios epidemiológicos actuales.[43]

Los estudios familiares aportan conclusiones adicionales para apoyar y reforzar esta asociación. Distintos estudios independientes han demostrado una mayor prevalencia de temblor de acción en los familiares de pacientes con Parkinson.[44,45] Estos datos indican que ambas entidades compartirían una susceptibilidad genética común.

Un dato muy interesante es que, tanto la EP como el TE, tienen en común que el tabaco es un factor asociado a una menor prevalencia e incidencia de ellas.[46,47]

Aunque el temblor es el dato definitorio del TE, en los últimos años se ha constatado un espectro clínico heterogéneo asociado al temblor, constituido por manifestaciones motoras (imposibilidad de realizar marcha en tándem, disdiadococinesia o ataxia), alteraciones oculomotoras, cognitivas (alteración en el nivel de atención, función ejecutiva, memoria o fluencia verbal), conductuales (alteraciones de la personalidad, síntomas depresivos, ansiedad), o sensoriales (hipoacusia).[10,11] Esta heterogeneidad clínica descrita ha modificado en la última década el concepto de TE, considerado clásicamente como un trastorno benigno monosintomático. La constatación de que el espectro clínico del

TE es mucho más amplio de lo que se esperaba ha posibilitado superar esta exangüe definición del TE, y ha permitido establecer un nexo clínico con entidades tradicionalmente difíciles de relacionar, no sólo con la EP, sino, además, con la de Alzheimer o la demencia por cuerpos de Lewy.[10,11]

El análisis conjunto de todos los datos anteriores apoya una relación entre ambas entidades patológicas, aserción que se sustenta en estudios epidemiológicos de excelente metodología.

5   Temblor fisiológico

El temblor fisiológico se produce en todos los individuos normales y no tiene significación patológica. No se suele apreciar en la exploración y puede verse incrementado por emociones fuertes (como ansiedad o miedo), cansancio físico, hipoglucemia, hipertiroidismo, abstinencia de alcohol o fiebre. Entre las causas farmacológicas, se encuentran una plétora de fármacos, como la cafeína, fluoxetina, litio, pseudoefedrina, haloperidol, teofilina, ácido valproico, o beta 2 adrenérgicos, entre otros.

6   Síndrome de temblor y ataxia asociado al cromosoma X frágil (Fratax)

En los últimos años se ha establecido un entidad clínica consistente en temblor y ataxia, asociada a un permutación en el gen FMR1 *(Fragile X linked mental retardation tipo 1)*. El gen es una expansión de tripletes CGG, cuyo tamaño normal es de 5-44 repeticiones. Si la expansión se sitúa entre 55-200 repeticiones se considera premutación y en este caso se ha observado que los varones que presentan dicha premutación pueden desarrollar, alrededor de los 50-60 años, un síndrome caracterizado por temblor, ataxia progresiva, parkinsonismo y demencia.[48] Las premutaciones del X-frágil son frecuentes en la población general. Aproximadamente una de cada 260 mujeres y uno de cada 813 varones son portadores de las premutaciones. Se desconoce, sin embargo, la prevalencia o la penetrancia del síndrome del temblor ataxia asociado a la premutación en la población general.[48]

7   Temblor cerebeloso y rúbrico

El temblor cerebeloso se presenta durante el movimiento voluntario dirigido a una finalidad, ya sea durante el inicio, el transcurso o la finalización del mismo (temblor terminal), como, por ejemplo, al tratar de abrocharse un botón o tocarse la punta de la nariz con el dedo. Puede ser de baja frecuencia (3-5 Hz) y rítmico, o presentarse irregular, amplio, en reposo o durante el mantenimiento de la postura, como ocurre cuando existe una lesión en el núcleo rojo, tálamo o pedúnculos cerebelosos superiores (temblor de Holmes o temblor rúbrico). La causa principal de este tipo de temblores es la esclerosis múltiple. La prevalencia de temblor en la esclerosis múltiple se conoce a través de distintos estudios. Así, por ejemplo, en un estudio poblacional, realizado por investigadores de la clínica Mayo, se observó que la prevalencia de temblor en 201 pacientes con esclerosis múltiple era del 25 %, aunque sólo un 3 % tenía temblor lo suficientemente grave para causar discapacidad.[49] Otras patologías asociadas a este tipo de temblores son la cerebrovascular y tumoral, así como diversos trastornos neurodegenerativos (ataxias espinocerebelosas), alcoholismo crónico o uso de algunos medicamentos (litio, anticomiciales o neurolépticos). El temblor cerebeloso suele estar acompañado por disartria, *nistagmus,* ataxia y temblor postural del tronco y de la cabeza.

8   Temblor distónico

Es un temblor asociado a posturas distónicas de una extremidad o, más frecuentemente, del cuello. Se produce durante el movimiento o con el mantenimiento de la postura de los músculos distónicos. Es de amplitud irregular y con frecuencia de 7 Hz. Se desconocen la prevalencia e incidencia de temblor en pacientes con distonía en la población general.

9   Temblor de tarea específica

Bajo esta denominación se incluyen varias condiciones. La más común es el temblor del escribiente, que sólo aparece cuando el individuo escribe. Todavía no está muy clara la separación entre esta entidad y la distonía del escribiente. Otras formas de temblor de tarea específica son el temblor de músicos al tocar un determinado instrumento (piano, guitarra, etc.), golfistas, o el de otra actividad (usar destornillador).

Se desconoce la prevalencia e incidencia de temblor de tarea específica en la población general.

10   Temblor ortostático primario

El temblor ortostático primario es un temblor que aparece, en las extremidades inferiores y en el tronco, a los pocos segundos de que el paciente adopte la postura de bipedestación. Su frecuencia es de 16 Hz desaparece con la sedestación y durante la marcha. Se desconocen la prevalencia e incidencia de este tipo de temblor, aunque éste es muy poco frecuente. En un estudio poblacional en el centro de España (Nedices), nuestro grupo detectó un caso de entre casi 4.000 sujetos ancianos (dato no publicado).

11   Temblor neuropático

El temblor neuropático se observa principalmente en pacientes con polineuropatías desmielinizantes inflamatorias crónicas o en neuropatías sensoriales y motoras hereditarias. Se desconocen su prevalencia e incidencia en la población general.

12   Enfermedad de Wilson

La enfermedad de Wilson o degeneración hepatolenticular congénita se hereda de forma autosómica recesiva. El temblor es el síntoma de inicio más frecuente, normalmente con afectación cefálica y de miembros superiores, y con componente tanto de reposo como postural y de acción, describiéndose de forma típica el temblor «en batir alas». La prevalencia de la enfermedad de Wilson se estima en una de cada 30.000 personas.[50]

13   Temblor postraumático

Este tipo de temblor suele aparecer pocas semanas después de un traumatismo craneal grave con afectación del sistema nervioso central o periférico (sección o compresión de nervios). Normalmente es proximal y asimétrico. En ocasiones, es transitorio pero, en otras, puede ser persistente con temblor cinético o distonía. En un estudio de 289 niños afectos de un traumatismo craneoencefálico grave, se estimó que la prevalencia de temblor postraumático fue del 45 %.[51]

14 Temblor farmacológico

El alcohol (tanto el consumo agudo como la deprivación aguda), la cafeína, las hipoglucemias o el consumo de numerosos fármacos pueden causar temblor. Generalmente dan lugar a un temblor fisiológico exacerbado aunque también pueden presentar un temblor de reposo similar al parkinsoniano inducido por fármacos antidopaminérgicos, o incluso como temblor cerebeloso (litio, simpaticomiméticos, o alcoholismo crónico). Su prevalencia no es bien conocida en la población general. En un reciente estudio llevado a cabo en Nueva York en 397 sujetos ancianos institucionalizados en una residencia, se observó que hasta un 3 % tenía un temblor relacionado con el consumo de fármacos.[52]

15 Temblor psicógeno

La característica fundamental de este temblor es que es polimorfo en su presentación, es decir puede ocurrir en reposo, durante el mantenimiento de la postura o en movimiento. El comienzo del temblor es abrupto, su curso estático, y tiende a tener una remisión espontánea con escasa respuesta a los tratamientos convencionales. El temblor psicógeno es relativamente frecuente en las consultas de trastornos del movimiento. Así, en un estudio realizado en Barcelona, al 9,5 % de los pacientes que consultaron por temblor de acción o postural se les diagnosticó temblor psicógeno.[53]

16 Conclusiones

Los clínicos cada vez atienden más en sus consultas a pacientes con enfermedades que tienen entre sus características la presencia de temblor. Las causas de este incremento son, sobre todo, el aumento de la esperanza de vida, los avances diagnósticos y terapéuticos, y una mejor educación sanitaria de la población.

Los datos epidemiológicos permiten asegurar que tanto la EP como el TE son dos de las enfermedades neurodegenerativas más prevalentes e incidentes. Sin embargo, queda como asignatura pendiente que los próximos estudios epidemiológicos se lleven a cabo con una metodología de detección de casos y criterios diagnósticos similares. De esta manera, podrán compararse las cifras de prevalencia e incidencia entre distintas poblaciones.

Un tema interesante y que está generando mucha literatura en los últimos años es la presencia de manifestaciones no motoras en el TE. Los datos obtenidos recientemente de distintos estudios epidemiológicos sugieren que los pacientes con TE presentan una serie de características clínicas (asociación con demencia, deterioro cognitivo, síntomas depresivos o de personalidad, entre otras) similares a la EP, lo que ha reabierto el debate entre la relación de ambas entidades. Esta presunción adquiere mayor precisión y solidez con los resultados derivados de estudios que describen una mayor incidencia de EP en el seguimiento de los pacientes con TE.

Aún quedan muchas lagunas sobre la epidemiología del temblor. Creemos que los próximos años van a ser claves para dilucidar algunos aspectos etiopatogénicos de las enfermedades que tienen entre sus características la presencia de temblor.

Bibliografía

1. López-Pousa S, Monserrat-Vila S, Turró-Garriga O, Aguilar-Barberà M, Caja-López C, Vilalta-Franch J *et al*. Análisis de la demanda asistencial neurológica generada por la atención primaria en un área geográfica de las comarcas de Girona. Rev Neurol. 2009; 49: 288-94.

2. Sempere AP, Medrano V, Pardo-Franco JL, Callejo-Domínguez JM, Delsors Mérida-Nicolich E, Mola S. Análisis etiológico de 425 pacientes remitidos a una consulta extrahospitalaria de neurología por temblor o parkinsonismo. Rev Neurol. 2010; 51: 81-4.

3. Louis ED, Ferreira JJ. How common is the most common adult movement disorder? Update on the worldwide prevalence of essential tremor. Mov Disord. 2010; 25: 534-41.

4. Benito-León J, Porta-Etessam J, Bermejo F. Epidemiología de la enfermedad de Parkinson. Neurología. 1998; 13 (Suppl. 1): 2-9.

5. Haerer AF, Anderson DW, Schoenberg BS. Prevalence of essential tremor. Results from the Copiah County study. Arch Neurol. 1982; 39: 750-1.

6. Schoenberg BS, Anderson DW, Haerer AF. Prevalence of Parkinson's disease in the biracial population of Copiah County, Mississippi. Neurology. 1985; 35: 841-5.

7. Morales JM, Bermejo FP, Benito-León J, Rivera-Navarro J, Trincado R, Gabriel S R, Vega S. Nedices Study Group. Methods and demographic findings of the baseline survey of the Nedices cohort: a door-to-door survey of neurological disorders in three communities from Central Spain. Public Health. 2004; 118: 426-33.

8. Cacho J, Benito-León J, Louis ED; Nedisa Study Group. Methods and design of the baseline survey of the neurological disorders in Salamanca (Nedisa) cohort: a population-based study in Central-Western Spain. Neuroepidemiology. 2011; 36: 62-8.

9. Jain S, Lo SE, Louis ED. Common misdiagnosis of a common neurological disorder: how are we misdiagnosing essential tremor? Arch Neurol. 2006; 63:1.100-4.

10. Benito-León J, Louis ED. Essential tremor: emerging views of a common disorder. Nat Clin Pract Neurol. 2006; 2: 666-78.

11. Benito-León J, Louis ED. Clinical update: diagnosis and treatment of essential tremor. Lancet. 2007; 369:1.152-54.

12. Hornabrook RW, Nagurney JT. Essential tremor in Papua, New Guinea. Brain. 1976; 99: 659-72.

13. Salemi G, Savettieri G, Rocca WA, Meneghini F, Saporito V, Morgante L *et al*. Prevalence of essential tremor: a door-to-door survey in Terrasini, Sicily. Sicilian Neuro-Epidemiologic Study Group. Neurology. 1994; 44: 61-4.

14. Glik A, Masarwa M, Abuful A, Deeb A, Strugatsky R, Farrer LA *et al*. Essential tremor might be less frequent than Parkinson's disease in North Israel Arab villages. Mov Disord. 2009; 24: 119-22.

15. Benito-León J, Bermejo-Pareja F, Morales JM, Vega S, Molina JA. Prevalence of essential tremor in three elderly populations of central Spain. Mov Disord. 2003; 18: 389-94.

16. Moghal S, Rajput AH, D'Arcy C, Rajput R. Prevalence of movement disorders in elderly community residents. Neuroepidemiology. 1994; 13: 175-8.

17 . Khatter AS, Kurth MC, Brewer MA, Crinnian CT, Drazkowski JF, Flitman SS *et al*. Prevalence of tremor and Parkinson's disease. Parkinsonism Relat Disord,1996; 2: 205-8.

18 . Louis ED, Thawani SP, Andrews HF. Prevalence of essential tremor in a multiethnic, community-based study in northern Manhattan, New York, N.Y. Neuroepidemiology. 2009; 32: 208-14.

19. Louis ED, Hafeman D, Parvez F, Alcalay RN, Islam T, Siddique AB *et al*. Prevalence of essential tremor in Araihazar, Bangladesh: a population-based study. Neuroepidemiology. 2011; 36: 71-6.

20. Louis ED, Cubo E, Trejo-Gabriel-Galán JM, Villaverde VA, Benito VD, Velasco SS *et al*. Tremor in school-aged children: a cross-sectional study of tremor in 819 boys and girls in Burgos, Spain. Neuroepidemiology. 2011; 3737: 90-95.

21. Benito-León J, Bermejo-Pareja F, Louis ED. Neurological Disorders in Central Spain (Nedices) Study Group. Incidence of essential tremor in three elderly populations of central Spain. Neurology. 2005; 64:1.721-5.

22. Tan LC, Venketasubramanian N, Ramasamy V, Gao W, Saw SM. Prevalence of essential tremor in Singapore: a study on three races in an Asian country. Parkinsonism Relat Disord. 2005; 11: 233-9.

23. Louis ED, Benito-León J, Ottman R, Bermejo-Pareja F. Neurological Disorders in Central Spain (Nedices) Study Group. A population-based study of mortality in essential tremor. Neurology. 2007; 69:1.982-9.

24. Sánchez-Ferro A, Bermejo-Pareja F, Trincado R, Benito-León J, Galende AV, Medrano MJ *et al.* Essential tremor has no influence on life expectancy: a ten year follow up study among the Nedices Cohort. Neurology. 2011; 76 (Suppl. 4): A559-A560.

25. Baldereschi M, Di Carlo A, Rocca WA, Vanni P, Maggi S, Perissinotto E *et al.* Parkinson's disease and parkinsonism in a longitudinal study: two-fold higher incidence in men. ILSA Working Group. Italian Longitudinal Study on Aging. Neurology. 2000; 55:1.358-63.

26. Benito-León J, Bermejo-Pareja F, Morales-González JM, Porta-Etessam J, Trincado R, Vega S *et al.* Neurological Disorders in Central Spain (Nedices) Study Group. Incidence of Parkinson disease and parkinsonism in three elderly populations of central Spain. Neurology. 2004; 62: 734-41.

27. De Lau LM, Giesbergen PC, De Rijk MC, Hofman A, Koudstaal PJ, Breteler MM. Incidence of parkinsonism and Parkinson disease in a general population: The Rotterdam Study. Neurology. 2004; 63:1.240-4.

28. Muangpaisan W, Hori H, Brayne C. Systematic review of the prevalence and incidence of Parkinson's disease in Asia. J Epidemiol. 2009; 19: 281-93.

29. Schoenberg BS, Osuntokun BO, Adeuja AO, Bademosi O, Nottidge V, Anderson DW *et al.* Comparison of the prevalence of Parkinson's disease in black populations in the rural United States and in rural Nigeria: door-to-door community studies. Neurology. 1988; 38: 645-6.

30. Dotchin C, Msuya O, Kissima J, Massawe J, Mhina A, Moshy A *et al.* The prevalence of Parkinson's disease in rural Tanzania. Mov Disord. 2008; 23: 1567-672.

31. Nicoletti A, Sofia V, Bartoloni A, Bartalesi F, Gamboa Barahon H, Giuffrida S *et al.* Prevalence of Parkinson's disease: a door-to-door survey in rural Bolivia. Parkinsonism Relat Disord. 2003; 10: 19-21.

32. Li SC, Schoenberg BS, Wang CC, Cheng XM, Rui DY, Bolis CL *et al.* A prevalence survey of Parkinson's disease and other movement disorders in the People's Republic of China. Arch Neurol. 1985; 42: 655-7.

33. Chan DK, Cordato D, Karr M, Ong B, Lei H, Liu J *et al.* Prevalence of Parkinson's disease in Sydney. Acta Neurol Scand. 2005; 111: 7-11.

34. Clavería LE, Duarte J, Sevillano MD, Pérez-Sempere A, Cabezas C, Rodríguez F *et al.* Prevalence of Parkinson's disease in Cantalejo, Spain: a door-to-door survey. Mov Disord. 2002; 17: 242-9.

35. Zhang ZX, Anderson DW, Huang JB, Li H, Hong X, Wei J *et al.* Prevalence of Parkinson's disease and related disorders in the elderly population of greater Beijing, China. Mov Disord. 2003; 18: 764-72.

36. Seijo-Martínez M, Castro del Río M, Rodríguez Álvarez J, Suárez Prado R, Torres Salgado E, Paz Esquete J *et al.* Prevalence of parkinsonism and Parkinson's disease in the Arosa Island (Spain): a community-based door-to-door survey. J Neurol Sci. 2011; 304: 49-54.

37. Benito-León J, Bermejo-Pareja F, Rodríguez J, Molina JA, Gabriel R, Morales JM. Neurological Disorders in Central Spain (Nedices) Study Group. Prevalence of PD and other types of parkinsonism in three elderly populations of central Spain. Mov Disord. 2003; 18: 267-74.

38. Berger K, Breteler MM, Helmer C, Inzitari D, Fratiglioni L, Trenkwalder C *et al.* Prognosis with Parkinson's disease in Europe: A collaborative study of population-based cohorts. Neurologic diseases in the elderly research group. Neurology. 2000; 54 (11 suppl. 5): S24-7.

39. De Lau L, Schipper C, Hofman A, Koudstaal PJ, Breteler M. Prognosis of Parkinson disease. Risk of dementia and mortality: The Rotterdam Study. Arch Neurol. 2005; 62: 1265-9.

40. D'Amelio M, Ragonese P, Morgante L, Reggio A, Callari G, Salemi G *et al.* Long-term survival of Parkinson's disease: a population-based study. J Neurol. 2006; 253: 33-7.

41. Posada IJ, Benito-León J, Louis ED, Trincado R, Villarejo A, Medrano MJ, Bermejo-Pareja F. Mortality from Parkinson's disease: a population-based prospective study (Nedices). Mov Disord (en prensa).

42. Shahed J, Jankovic J. Exploring the relationship between essential tremor and Parkinson's disease. Parkinsonism Relat Disord. 2007; 13: 67-76.

43. Benito-León J, Louis ED, Bermejo-Pareja F. Neurological Disorders in Central Spain Study Group. Risk of incident Parkinson's disease and parkinsonism in essential tremor: a population based study. J Neurol Neurosurg Psychiatry. 2009; 80: 423-5.

44. Rocca WA, Bower JH, Ahlskog JE, Elbaz A, Grossardt BR, McDonnell SK *et al.* Increased risk of essential tremor in first-degree relatives of patients with Parkinson's disease. Mov Disord. 2007; 22:1.607-14.

45. Spanaki C, Plaitakis A. Essential tremor in Parkinson's disease kindreds from a population of similar genetic background. Mov Disord. 2009; 24:1.662-8.

46. Benito-León J, Louis ED, Bermejo-Pareja F. Neurological Disorders in Central Spain (Nedices) Study Group. Population-based case-control study of cigarette smoking and essential tremor. Mov Disord. 2008; 23: 246-52.

47. Louis ED, Benito-León J, Bermejo-Pareja F. Neurological Disorders in Central Spain (Nedices) Study Group. Population-based prospective study of cigarette smoking and risk of incident essential tremor. Neurology. 2008; 70:1.682-7.

48. Jacquemont S, Hagerman RJ, Leehey MA, Hall DA, Levine RA, Brunberg JA *et al.* Penetrance of the fragile X-associated tremor/ataxia syndrome in a permutation carrier population. JAMA. 2004; 291: 460-9.

49. Pittock SJ, McClelland RL, Mayr WT, Rodríguez M, Matsumoto JY. Prevalence of tremor in multiple sclerosis and associated disability in the Olmsted County population. Mov Disord. 2004; 19:1.482-5.

50. Mak CM, Lam CW. Diagnosis of Wilson's disease: a comprehensive review. Crit Rev Clin Lab Sci. 2008; 45: 263-90.

51. Johnson SL, Hall DM. Post-traumatic tremor in head injured children. Arch Dis Child. 1992; 67: 227-8.

52. Tse W, Libow LS, Neufeld R, Lesser G, Frank J, Dolan S *et al.* Prevalence of movement disorders in an elderly nursing home population. Arch Gerontol Geriatr. 2008; 46: 359-66.

53. Gironell A, López-Villegas D, Barbanoj M, Kulisevski J. Temblor psicógeno: análisis clínico, electrofisiológico y psicopatológico. Neurología. 1997; 12: 293-9.

Capítulo 3

Genética del temblor esencial y enfermedades relacionadas

O. Lorenzo-Betancor,[1,2] P. Pastor[1,2,3]

[1]Laboratorio de Neurogenética
Área de Neurociencias
Centro de Investigación Médica Aplicada (Cima)
Pamplona

[2]Departamento de Neurología
Clínica Universidad de Navarra
Pamplona

[3]Centro de Investigación Biomédica en Red
de Enfermedades Neurodegenerativas (Ciberned)
Instituto de Salud Carlos III
Madrid

Dirección para correspondencia
Dr. Pau Pastor
ppastor@unav.es

1 Introducción

El temblor esencial (TE) es la causa más habitual de temblor. Además, se trata del trastorno del movimiento más frecuente, con una prevalencia global estimada del 0,9 % (IC 95 % 0,5- 1,5 %).[1] Esta prevalencia se incrementa con la edad y puede llegar hasta un 14 % de los sujetos mayores de 65 años. Aunque el diagnóstico del TE es aparentemente sencillo, muchas veces pasa inadvertido, ya que la discapacidad producida por la enfermedad puede ser mínima y los afectos tardan en consultar a un especialista. Por otra parte, los individuos con temblor no siempre son diagnosticados correctamente, y hasta un 37 % de estos pacientes puede ser diagnosticado incorrectamente como TE, cuando en realidad presenta una enfermedad de Parkinson (EP) o una distonía.

La evidencia científica actual, basada en estudios de tomografía por emisión de positrones,[2] de imagen funcional por resonancia magnética[3] y neuropatológicos post mórtem apoya que la alteración del TE es secundaria a la afectación de las células de Purkinje del cerebelo o de los circuitos cerebelosos.[4] De hecho, se ha descrito la desaparición del temblor postural en extremidades tras infartos cerebelosos ipsilaterales.

Aunque clásicamente se ha considerado el TE como una entidad monosintomática, es decir, que sólo debuta con temblor, los estudios realizados en los últimos años apoyan que el TE constituye un síndrome clínico heterogéneo. De hecho, el TE se asocia en algunos casos a parkinsonismo, *mioclonus*, distonía, disfunción cerebelosa u otras alteraciones motoras y sensoriales (por ejemplo, disminución de la capacidad auditiva).[5]

2   Factores genéticos responsables de temblor esencial

El TE puede presentarse de manera esporádica o familiar. No se han descrito diferencias clínicas entre casos con TE esporádicos y familiares, aunque el TE familiar suele tener una edad de inicio más temprana, lo que indica la existencia de factores genéticos subyacentes. Por otro lado, el mayor conocimiento de la enfermedad en familias con TE puede adelantar el diagnóstico.

2.1   *Heredabilidad del temblor esencial*

La agregación familiar del TE ya fue descrita en tres familias estadounidenses a finales del siglo xix por el doctor Dana y, además, los estudios de familias y con gemelos monocigóticos sugieren que el TE está influenciado tanto por factores genéticos como por factores ambientales. En el año 2001, Tanner describió, tras comparar gemelos univitelinos y bivitelinos, que la coexistencia de TE entre hermanos era mayor en gemelos univitelinos que en gemelos bivitelinos (60 % *versus* 27 %). Un estudio más reciente cifra la coexistencia de TE entre gemelos univitelinos y bivitelinos en el 93 % y 29 %, respectivamente.[6] Este hecho apoya la existencia de factores genéticos que determinan el TE. Sin embargo, el hecho de que la concordancia en gemelos univitelinos no sea del 100 % en ninguno de estos estudios implica que también existen factores ambientales que pueden afectar al desarrollo de la enfermedad. Los estudios epidemiológicos apoyan también la existencia de factores ambientales que incrementan el riesgo de padecer TE, como algunos agentes químicos empleados, regularmente, para la agricultura. Sin embargo, dichos estudios carecen del tamaño muestral necesario para poder establecer una relación causal de certeza.

La agregación familiar del TE varía según los estudios entre el 17-100 %.[7,8] Sin embargo, la mayor parte de las investigaciones coincide en que la agregación familiar del TE se sitúa en torno a un 40-70 % de los casos. Además, la frecuencia de historia familiar de TE es inversamente proporcional a la edad de inicio de los síntomas. Las grandes variaciones en la estimación de la agregación familiar se deben, probablemente, la metodología empleada en los diferentes estudios (procedimientos de evaluación, exploración clínica y diferentes criterios diagnósticos). Así, salvo que a todos los miembros de una familia se los explore clínicamente de forma independiente, el número de familiares afectos se verá infraestimado.[9] Nuestra experiencia apunta a que la probabilidad de tener una historia familiar positiva es proporcional al tamaño de la familia y a la edad de los familiares, ya que la prevalencia de TE aumenta con la edad. Por otra parte, los estudios epidemiológicos retrospectivos basados en datos de pacientes con TE de centros de referencia o de la comunidad muestran que los pacientes con TE que acuden a un centro hospitalario tienen un mayor conocimiento sobre la enfermedad, y tienden a proporcionar mayor información sobre sus familiares afectos que los pacientes con TE procedentes de la población general. Este hecho permite que los familiares de individuos con TE que acuden a centros hospitalarios puedan ser valorados antes por un especialista.

La transmisión del TE, habitualmente, es autosómica dominante con una penetrancia variable. En algunos estudios se ha observado que la penetrancia es casi completa a los 65 años. Sin embargo, un estudio comunitario realizado entre los años 1992-1994 en Norteamérica describe que un familiar de primer grado de un enfermo con TE tiene un riesgo relativo de padecer la enfermedad de un 4,7 % en comparación con los familiares de primer grado de sujetos sanos.[10] Este riesgo relativo es mucho menor del 50 % esperado, si asumiéramos una herencia autosómica dominante con penetrancia completa e inferior del esperado para una herencia autosómica recesiva (25 %). Estos datos sugieren que el TE es una enfermedad con una herencia autosómica dominante con penetrancia baja, dependiente de edad, similar a la observada en enfermedades complejas en la que interaccionan factores genéticos y ambientales. En algunos casos, el TE familiar podría también ser causa de una herencia poligénica o mitocondrial, o incluso de un patrón de herencia autosómico recesivo o ligado al cromosoma X.[11]

Un aspecto controvertido en el estudio del TE familiar es la anticipación genética que parece existir en algunas familias.[12,13] Algunos autores consideran que, más que un verdadero efecto biológico, esta anticipación genética es el resultado de una mayor atención médica a los miembros de la familia, lo cual permite detectar antes la presencia de temblor, y provoca un sesgo de selección.

2.2 Loci *identificados en temblor esencial familiar*

Los estudios de ligamiento en familias con TE han permitido localizar al menos cuatro *loci* cromosómicos asociados al TE familiar (*ETM1, ETM2, ETM3* y un *locus* en el cromosoma 5q; véase la tabla 1).

- ### *ETM1 (3q13.3, OMIM 190300)*
  En 1997, Gulcher y cols. describieron un *locus* ligado al TE familiar en el cromosoma 3q13 *(FET1, ETM1)* mediante un estudio de ligamiento realizado en 16 familias con TE de origen islandés que incluía 75 miembros afectos de TE según

Locus	Localización cromosómica	Tipo de herencia	Origen de las familias con ligamiento a este *locus*	Genes candidatos
ETM1 (OMIM: 190300)	3q13.3	AD	Islandia[14] Tayikistán[15]	DRD3 (variante Ser9gly)
ETM2 (OMIM: 602134)	2p25-p22	AD	Norteamérica con ascendencia checa[12,17]	HS1BP3 (variante A265G)
ETM3 (OMIM: 611456)	6p23	AD	Norteamérica[22]	Aún no hay gen candidato. Genes descartados: PHACTR1; TBC1D7; GFOD1; SIRT5; NOL7; RANBP9; LOC441130; C6orf 79; JARID2; DTNBP1; MYLIP; GMPR; SCA1; CAP2; NHLRC1
ETM4	5q	AD	Norteamérica[23]	Aún no hay gen candidato

AD: autosómica dominante.

Tabla 1.

Loci *identificados en TE.*

los criterios de TRIG (Tremor Investigation Group). Este *locus* abarca una región de 10 cM en torno al marcador *D3S1267*, con una puntuación LOD de 3,71, tras asumir un modelo de herencia autosómica dominante.[14] Posteriormente se ha confirmado la relación de este *locus* con el TE en otras cuatro familias adicionales.[15]

Más recientemente, un grupo francés ha asociado la variante Ser9Gly del gen *DRD3*, localizado en el *locus ETM1* (3q13.3), con el TE[16] (véase el apartado 2.4, «Factores de riesgo en TE esporádico»).

- **ETM2** *(2p25-p22, OMIM 602134)*
  Higgins y cols. delimitaron, en el año 1997, el *locus ETM2* en un intervalo de 15,4 cM (*D2S168 - D2S224*) localizado en el cromosoma 2p22-p25, mediante un estudio de ligamiento realizado en una familia norteamericana extensa con

ascendencia checa que presentaban un TE con herencia autosómica dominante. Esta familia contaba con 67 familiares pertenecientes a cuatro generaciones diferentes, de los cuales 18 estaban afectos de TE. El análisis de ligamiento alcanzó una puntuación LOD máxima de 5,92 para el marcador *D2S272*.[12]

El análisis de haplotipos de tres familias norteamericanas adicionales no relacionadas entre sí, que incluían 25 sujetos con TE, permitió restringir la región candidata de este *locus* a un intervalo de 9, 1 cM, localizado entre los marcadores *D2S224* y *D2S405*, Los afectos de las cuatro familias con ligamiento en esta región compartían el mismo haplotipo.[17] Posteriormente, Higgins y cols. describieron un haplotipo ancestral en el cromosoma 2p24, 1 que segregaba con el TE en el 29 % de los individuos con TE familiar de origen norteamericano (n = 45).[18]

El ligamiento del TE a este *locus* se ve reforzado por un estudio publicado en el año 2005, en el que se identificaron ocho variantes nuevas localizados en el *locus* ETM2 en 23 individuos con TE clásico, mientras que en siete sujetos con TE no-clásico y en treinta controles sanos no se encontró ninguna variante nueva.[19]

El análisis de dos genes y siete transcritos, localizados en la región crítica del ETM2 de 464kb de longitud, permitió identificar una sustitución C828G en el gen *HS1BP3* (HS1-*binding protein 3*, *OMIM* 609359) que provocaba el cambio de una glicina por una alanina (A265G) en dos familias norteamericanas con TE independientes entre sí. El genotipado de 73 individuos independientes con TE familiar mostró que el 16,4 % de ellos (12/73) eran heterocigotos para la variante C828G del gen *HS1BP3*, mientras que ninguno de los 304 controles sanos tenía esta variante.[20] Los sujetos con TE con esta variante no tenían características atípicas y se clasificaron como TE definitivos según los criterios de TRIG. La edad de inicio para aquellos que tenían la variante fue significativamente menor que para los afectos que no la tenían (26 años frente a 44 años).[20]

Sin embargo, varios estudios posteriores no han replicado la asociación de la variante A265G ni con el temblor esencial (n = 222) ni con la EP (n = 285). Además, el 9, 1 % (12/132) de los controles sanos de uno de los estudios eran heterocigotos para esta variante, lo que sugiere que probablemente se trate de un polimorfismo, quizá con cierto riesgo para la enfermedad, pero no de una mutación patogénica.[21]

Por otra parte, también existe la posibilidad de que esta variante del gen no sea la responsable directa del desarrollo del TE, sino que se encuentre en desequilibrio de ligamiento con otra variante genética patogénica en algún gen cercano.

Aunque los mecanismos por los que el gen *HS1BP3* se asociaría al TE siguen siendo desconocidos, la proteína generada es un mediador de la señalización celular, que intervendría en las vías de señalización cerebelosas. Una regulación anómala de estos circuitos podría afectar a la síntesis regional de catecolaminas y serotonina, y alteraría, por lo tanto, el control motor normal.[20]

- ***ETM3** (OMIM 611456)*
  En 2006, un análisis de ligamiento de todo el genoma realizado en siete familias norteamericanas permitió identificar un *locus* responsable de TE en el cromosoma 6p23 en dos familias no relacionadas entre sí.[22] El análisis de la primera familia mostró una puntuación NPL máxima de 3.281, mientras que en el análisis de la segunda familia se obtuvo una puntuación NPL máxima de 2.125. El análisis conjunto de ambas familias resultó en una puntuación LOD máxima de 4,2 para los marcadores *D6S1630* y *D6S1605*. La reconstrucción de haplotipos permitió delimitar una región candidata de 600 kb compartida por ambas familias. A continuación se secuenciaron 15 genes candidatos localizados en esta región en los individuos afectos, pero no se identificaron mutaciones patogénicas.[22] Es interesante remarcar que no todos los individuos con TE compartían el haplotipo asociado a la enfermedad, lo que sugiere la presencia de fenocopias. De hecho, algunos de los miembros afectos con TE presentaban, además, distonía cervical o calambre del escribiente.

- ***Locus* en el cromosoma 5q**
  El análisis de 16 familias norteamericanas con TE con fenotipo clásico, que presentaban una herencia autosómica dominante, permitió identificar –mediante un análisis de microsatélites, distribuidos a lo largo de todo el genoma– dos familias con ligamiento a un nuevo *locus* en el cromosoma 5q con una puntuación LOD > 3, aunque desconocemos cuál es el gen responsable de este *locus*.[23]

- **Otros genes estudiados**
  Hasta el momento se han descartado múltiples genes como causantes de TE en diferentes estudios. Entre otros destacan: alfa-sinucleína *(SNCA)*, parquina *(PARKIN)*, Leucine Rich Repeat Kinase 2 *(LRRK2)*, el gen de la glucocerebrosidasa *(GBA)*, la premutación del gen 1 del retraso mental asociado al cromosoma X frágil *(FMR1)*, y el gen de la ataxia espinocerebelosa tipo *12 (SCA12)*.

2.3 *¿Por qué no se ha identificado aún un gen responsable de TE?*

La búsqueda de genes que causen TE ha sido particularmente difícil, debido a la complejidad de esta enfermedad que depende múltiples aspectos:

a) A pesar de existir unos criterios clínicos que definen el TE, el síntoma principal de la enfermedad –el temblor de acción– aparece en otras enfermedades neurológicas. Este hecho hace que, en un primer momento, se pueda diagnosticar a un paciente de TE pero que, a lo largo de los años, desarrolle otros síntomas neurológicos asociados al temblor como son el parkinsonismo, la distonía, el *mioclonus*, las neuropatías periféricas, la hipertermia maligna, la migraña, la sordera o el síndrome de piernas inquietas.

b) El TE presenta una gran heterogeneidad tanto clínica (incluso dentro de la misma familia) como genética. Esto lo demuestra la existencia de al menos cuatro *loci* causantes de TE, y múltiples familias con TE que no presentan ligamiento a ninguno de estos *loci*.

c) La penetrancia incompleta que se observa en las familias con TE dificulta la identificación del patrón de herencia de la enfermedad y la aplicación de los métodos de análisis estadísticos adecuados.

d) La elevada prevalencia del TE en la población hace que varios factores genéticos diferentes causantes de la enfermedad puedan cosegregar en la misma familia.

e) El amplio rango en la edad de inicio del TE dificulta también la identificación de posibles factores genéticos.

2.4 *Factores de riesgo en TE esporádico*

* **Receptor de la dopamina D3 (DRD3)**

  Un grupo francés ha descrito una asociación de la variante Ser9Gly del gen *DRD3*, localizado en el *locus ETM1* (3q13.3), con un aumento de riesgo de TE. Esta variante facilitaría una aparición más temprana de la enfermedad y produciría un fenotipo de TE más agresivo.[16] El gen *DRD3* codifica el receptor de la dopamina D3, un miembro de la familia D2 de receptores dopaminérgicos. La proteína DRD3, que se expresa en las células de Purkinje del cerebelo, media la activación ERK en células HEK-293 y la variante funcional Gly9 eleva la afinidad del receptor DRD3 por la dopamina, por lo que incrementa la respuesta de AMP cíclico mediada por dopamina y prolonga la señal *protein-kinasa* asociada a la mitogénesis en comparación con la variante Ser9.[16] Por lo tanto, el gen *DRD3* podría ser el responsable de la señal encontrada en este *locus* en las familias islandesas. Sin embargo, esta asociación no se ha replicado en estudios de casos y controles realizados, posteriormente, en población caucásica[24] o asiática.[25] Esta falta de replicación sugiere que esta variante del gen *DRD3* no debe de jugar un papel muy importante en la patogénesis del TE en población general. Por otra parte, no tenemos información sobre la cosegregación de la variante Ser9Gly con el TE en las 16 familias descritas, inicialmente, ligadas al *locus ETM1*.[14]

- ## *LINGO1*

En el año 2009 se publicó el primer barrido genómico (GWAS) de SNPs realizado en una serie de sujetos con TE de Islandia.[26] En la muestra inicial, que incluía 452 pacientes y 14.000 controles, se encontraron varios polimorfismos del gen *LINGO1* que se asociaban a TE. La asociación de un único polimorfismo de este gen (rs9652490) se replicó en 300 muestras de Austria, Alemania, Estados Unidos e Islandia con un riesgo poblacional atribuible estimado para este SNP del 20 %.

LINGO1 se expresa, selectivamente, en el sistema nervioso central e inhibe la diferenciación de los oligodendrocitos y la mielinización neuronal, por lo que constituye un buen gen candidato implicado en la patogenia del TE.

Desde la publicación del GWAS inicial, múltiples estudios que incluyen en total más de 2.800 individuos con TE han intentado replicar la asociación del rs9652490 con TE con diferentes resultados. Cinco estudios que incluían en total 2.167 individuos afectos encontraron la misma asociación (Norteamérica = 257 +1.247; Europa = 332; Asia = 190, y Letonia = 141). Es interesante remarcar que uno de estos estudios sólo encontró esta asociación al analizar, separadamente, los individuos con TE «posible» de los que presentaban TE «probable» o «definitivo», de acuerdo con los criterios publicados por Louis, lo que reafirma la importancia de un diagnóstico preciso para identificar los factores genéticos del TE. Sin embargo, otros cuatro estudios, incluido uno de nuestro grupo,[27] no han conseguido replicar la asociación del rs9652490 con el TE (Canadá = 259; España = 226, y China = 117 + 109).

- ## *HNMT*

Un grupo español describió en el año 2008 una asociación entre el polimorfismo Thr105Ile del gen de la histamina-N-metil-transferasa (*HNMT*) y el TE tras analizar 204 individuos con TE definitivo y 295 controles.[28] Este polimorfismo podría incrementar la actividad metabólica de la histamina. Sin embargo, un estudio posterior realizado en 338 individuos con TE y 409 controles norteamericanos no ha confirmado esta asociación.

2.5 Alteraciones citogenéticas que producen temblor

Los varones con alteraciones cariotípicas portadores de un cromosoma X o Y supernumerario presentan un síndrome clínico con un temblor similar al TE e, incluso, con inestabilidad de la marcha. Además, se ha descrito el caso de un varón de 14 años con 48 cromosomas, XXYY, cuyas manifestaciones clínicas principales fueron temblor postural y ligero retraso del desarrollo psicomotor. Estos hallazgos sugieren que las alteraciones de dosis en los genes localizados en los cromosomas sexuales pueden ser responsables de un fenotipo similar al del TE.

3 Genes candidatos en temblor esencial

Muchos estudios han documentado un solapamiento entre el fenotipo típico del TE y otras enfermedades neurológicas, que incluyen la EP, las distonías, el *mioclonus* y neuropatías periféricas hereditarias.[5] Por esa razón, el análisis de los genes implicados en estas patologías con sintomatología similar al TE es una estrategia adecuada para identificar nuevos factores genéticos que estén involucrados en la patogenia del TE.

4 Enfermedades neurológicas que cursan con temblor

4.1 Enfermedad de Parkinson y temblor esencial

La coexistencia de EP y TE en un mismo sujeto no es infrecuente.[29] Así, algunos estudios sugieren una relación entre ambas enfermedades,[13] aunque otros autores ponen en duda esta asociación.[30] Jankovic y cols. describieron que los familiares de pacientes con EP tienen una prevalencia de temblor postural al menos 2,5 veces superior en comparación con familiares de sujetos sanos;[31] mientras que Payami y cols. describieron una prevalencia de temblor aislado cuatro veces mayor en familiares de pacientes con EP, comparados con familiares de sujetos sanos.[32]

Por otra parte, diversos estudios han demostrado que un determinado subtipo de individuos con TE pueden estar predispuestos a desarrollar una EP con el transcurso del tiempo.[33] Esta asociación entre TE y EP se apoya en los siguientes hechos:

1) La EP puede ser precedida por un temblor postural de larga evolución en extremidades superiores, iniciado años o décadas antes de los primeros síntomas parkinsonianos.

2) Los estudios realizados mediante neuroimagen funcional sugieren que algunos individuos con criterios clínicos de TE pueden tener un déficit doparminérgico estriatal y ser, realmente, sujetos con EP en estadio inicial.

3) Se han descrito familias en las que coexisten tanto individuos con TE como con EP.

4) Los estudios neuropatológicos de algunos sujetos con TE han demostrado la existencia de cuerpos de Lewy en el tronco del encéfalo, fundamentalmente, en el *locus ceruleus*.[4]

Además de estos datos, existen varios nexos de unión entre TE y EP, basados en estudios genéticos.

La causa genética más frecuente de EP es la forma familiar autosómica dominante causada por mutaciones en el gen *LRRK2*. Aunque las mutaciones en este gen causan mayoritariamente un cuadro de parkinsonismo con buena respuesta a levodopa, existe una importante heterogeneidad tanto clínica como patológica. Algunos probandos y miembros de familias con mutaciones en *LRRK2* presentan sólo temblor de acción. Esta heterogeneidad clínica entre los portadores de mutaciones en *LRRK2* sugiere que

Enfermedad de Parkinson
Distonía
Síndrome de temblor y ataxia asociado al cromosoma X frágil (FXTAS)
Atrofia muscular espinobulbar (SBMA, *spinal bulbar muscular atrophy*) o enfermedad de Kennedy
Ataxias espinocerebelosa tipo 2 (SCA2)
Ataxias espinocerebelosa tipo 3 (SCA3)
Ataxia espinocerebelosa tipo 12 (SCA12)
Síndrome de piernas inquietas (SPI)
Temblor esencial-hidrocefalia normotensiva idiopática del adulto (ETINPH)

Tabla 2.

Principales enfermedades neurológicas que cursan con temblor (con excepción del temblor esencial).

una misma mutación puede ocasionar múltiples fenotipos, incluidos en el espectro clínico TE-EP.

Otra evidencia experimental que sugiere una relación etiopatogénica entre ambas enfermedades se basa en la asociación de la variante Ser9Gly del gen *DRD3* con un incremento de riesgo para desarrollar TE.[16] Por una parte, la hiperactivación del receptor DRD3 se ha asociado con discinecias tardías o inducidas por levodopa en modelos animales de EP. Por otra parte, el DRD3 se expresa en las células de Purkinje y su expresión se encuentra reducida en el núcleo estriado de pacientes con EP. La asociación del TE con este polimorfismo sugiere que la señalización dopaminérgica debe afectar de alguna forma a la sintomatología del TE.

Por último, el gen *LINGO1* constituye otro nexo de unión entre ambas enfermedades. La asociación del SNP rs9652490 de este gen se ha confirmado en múltiples muestras de casos-controles de TE de diferentes poblaciones y constituye un serio candidato para seguir siendo estudiado. Además, esta variante del *LINGO1* se ha estudiado en varias series de pacientes con EP; en una de ellas nuestro grupo describió una asociación del mismo polimorfismo con el subgrupo de individuos con EP que presentaban el fenotipo clásico de la enfermedad con temblor y bradicinesia.[34]

4.2 Distonía y temblor esencial

El tipo de temblor que presentan los individuos con distonía se puede clasificar en dos tipos: *a)* el temblor distónico que aparece en aquella región corporal afectada por la distonía, como por ejemplo el temblor cefálico que presentan algunos individuos con distonía cervical; y *b)* el temblor postural que se observa en la región distal a la zona distónica, como el temblor de manos observado en sujetos con distonía cervical. Este último tipo puede ser indistinguible de un TE clásico.

De hecho, un subgrupo de pacientes con distonía primaria o distonía de torsión idiopática (DTI) presenta, frecuentemente, temblor postural indistinguible del TE. Este tipo de distonía se caracteriza por contracciones musculares dolorosas y posturas involuntarias anormales. La enfermedad suele comenzar en la segunda década de la vida y afecta, en su fase inicial, a una única región corporal que es, habitualmente, una extremidad. En el transcurso de cinco años, aproximadamente, se extiende al resto de extremidades y tronco, y se convierte, así, en una distonía generalizada.

La causa más frecuente de DTI es la deleción de un triplete GAG que codifica un ácido glutámico en el gen de la torsina A (*DYT1* o *TOR1A; OMIM: 605204.0001*), localizado en el cromosoma 9q34.[35] Esta proteína se expresa, fundamentalmente, en la *substantia nigra pars compacta,* y su alteración produce un fallo en los circuitos neuronales que controlan el movimiento muscular, lo que produce las contracciones musculares características. La DTI tiene un patrón de herencia autosómico dominante, aunque tan sólo el 30 % de los portadores de la deleción desarrollan la enfermedad.

Los individuos con distonía tienen antecedentes familiares de temblor postural con mayor frecuencia a lo esperable. Por otra parte, aproximadamente un 25 % de los individuos con distonía cervical tienen temblor postural en las manos. La coexistencia de temblor postural similar al TE en individuos con distonía apoya la hipótesis de un nexo de unión entre ambas patologías. Aunque los estudios de ligamiento han descartado el gen *DYT1* como causante de TE familiar,[36] es posible que ambas enfermedades compartan otros factores genéticos.

Una serie de observaciones clínicas sugieren que existe un solapamiento real entre ciertas formas de distonía y el TE. Algunos pacientes con TE típico o sus familiares pueden presentar además: *a)* temblor o distonía inducidos por tareas específicas, como la escritura (temblor primario de la escritura o calambre del escribiente), el habla o el canto (temblor de la voz o disfonía espasmódica), o distonía al realizar otras actividades concretas; *b)* temblor o distonía que aparecen tan sólo al adoptar determinadas posturas (por ejemplo, al tomar café), y *c)* temblores isométricos que ocurren durante la contracción voluntaria de algunos grupos musculares, como por ejemplo al cerrar la mano o mantenerse de pie (temblor ortostático).

4.3   *Síndrome de temblor y ataxia asociado al cromosoma X frágil*

El síndrome de temblor y ataxia asociado al cromosoma X frágil (FXTAS) es un trastorno neurodegenerativo que afecta fundamentalmente a varones mayores de 50 años. El FXTAS se produce por una premutación en forma de expansión (55-200 repeticiones del triplete CGG) del gen 1 del retraso mental asociado al cromosoma X frágil (*FMR1*).[37] Aunque las mujeres también pueden presentar esta enfermedad, la incidencia de trastornos motores es menor que en los varones, probablemente, por el efecto protector del segundo cromosoma X. Una expansión mayor de este triplete del gen *FMR1* genera el síndrome de X frágil, que se presenta en forma de retraso mental de inicio en la infancia.

El FXTAS se caracteriza principalmente por un temblor intencional progresivo y una ataxia de la marcha asociado, en algunas ocasiones, a parkinsonismo, disautonomía, neuropatía periférica, alteraciones psiquiátricas y deterioro cognitivo.

La penetrancia de la premutación del *FMR1* en el FXTAS se incrementa con la edad y con el tamaño de la expansión de la premutación, pero nunca llega a ser del 100 %, por lo que otros factores genéticos o ambientales deben influir en el desarrollo de esta enfermedad. La edad de inicio del FXTAS también se correlaciona con la expansión del triplete CGG en el rango de la premutación, de forma que, cuanto mayor sea el número de repeticiones, antes comienzan el temblor o la ataxia.

Aunque los pacientes con FXTAS presentan un temblor similar al del TE clásico, la premutación del *FMR1* ha sido descartada como causa frecuente de TE en varias poblaciones.[38]

4.3.1   Mecanismo de acción de la premutación del FMR1

El gen *FMR1* sintetiza la proteína FMRP. Ésta es una proteína que se une al ARN mensajero (ARNm), controla su transporte intracelular y regula, así, su translación en las dendritas en respuesta a la activación neuronal glutamatérgica. De esta forma, la proteína FMRP modula la plasticidad sináptica y la morfología dendrítica. Los estudios experimentales sugieren que el mecanismo de acción de la premutación del *FMR1* sigue un modelo de ARN tóxico con ganancia de función:

- En primer lugar, este síndrome aparece, exclusivamente, en portadores de alelos activos con la premutación del *FMR1*. El FXTAS no se ha descrito en adultos con síndrome X-frágil, que no tienen niveles plasmáticos de la proteína FMRP, como consecuencia de la hipermetilación y silenciamiento del gen *FMR1*. Por lo tanto, la patogénesis del FXTAS (toxicidad del ARN) es diferente de la patogénesis del síndrome X-frágil (deficiencia de la proteína).

- En segundo lugar, la expresión de los alelos premutados de *FMR1* se encuentra alterada en varios aspectos: *a)* los niveles de ARNm de *FMR1* se encuentran hasta ocho veces más elevados que los niveles de ARNm de los alelos normales de este gen; *b)* el propio ARNm se encuentra alterado por la expansión del triplete CGG en la región 5' no codificante del mensajero, y *c)* el punto inicial de la transcripción se encuentra desplazado por la expansión del triplete CGG, de forma que el extremo 5' terminal del ARNm presenta 50 nucleótidos adicionales.

- En tercer lugar, tanto el modelo animal de ratón como el de *Drosophila* con expansiones del triplete CGG en el rango de la premutación (aproximadamente

90-100 repeticiones del triplete) del gen *FMR1* presentan características neuro-patológicas similares al FXTAS.

- Por otra parte, el ARNm del *FMR1* colocaliza en las inclusiones cerebrales de pacientes con FXTAS, junto con otras proteínas como la ubiquitina o los filamentos de lámina A o C.

4.4 *Atrofia muscular espinobulbar* (*SBMA,* spinal bulbar muscular atrophy)

La atrofia muscular espinobulbar (SBMA) o enfermedad de Kennedy es una patología poco frecuente que afecta a la segunda motoneurona espinal, fundamentalmente en varones de edad media, ya que tanto las mujeres heterocigotas como las homocigotas para la mutación, habitualmente son asintomáticas.

La SBMA se caracteriza por debilidad progresiva y atrofia de la musculatura bulbar, facial y de las extremidades. Otros síntomas o signos son calambres tras realizar ejercicio, arreflexia, sintomatología bulbar, disfagia y signos de insensibilización androgénica (como ginecomastia, atrofia testicular y oligoespermia). El cuadro clínico no incluye afectación piramidal, sensitiva ni signos cerebelosos, lo que indica una afectación predominante de motoneurona inferior. El temblor postural o intencional en extremidades superiores es frecuente e, incluso, puede ser el síntoma inicial de la enfermedad, apareciendo como media 11 años antes de la debilidad muscular. Este temblor puede mejorar con ingesta de alcohol o beta-bloqueantes.

La SBMA se asocia a una mutación en el exón 1 del gen del receptor de andrógeno *(AR)*,[39] localizado en el brazo largo del cromosoma X (Xq11-q12). La enfermedad se produce por una expansión de un triplete CAG en el extremo 5' del gen *AR* que oscila entre 40 y 62 repeticiones, siendo los valores normales 11-33 repeticiones. Existe una relación entre el número de repeticiones y la edad de inicio y la predominancia de los síntomas motores.

Los síntomas motores de la SBMA se atribuyen a la acumulación de proteína aberrante AR en los núcleos de las motoneuronas espinales inferiores. Estos acúmulos son proporcionales al tamaño de la expansión del triplete CAG y producen una disregulación transcripcional, una disrupción del transporte axonal y una disfunción mitocondrial.

4.5 Ataxias espinocerebelosas tipo 2 y 3 (SCA2 y SCA3)

Las ataxias espinocerebelosas (SCA) son un grupo de enfermedades neurodegenerativas, caracterizadas por disfunción cerebelosa aislada o en combinación con otras alteraciones neurológicas.[40] Algunos pacientes con parkinsonismo con respuesta a levodopa pueden ser portadores de mutaciones en los genes *SCA2* y *SCA3*. Ciertos casos aislados sugieren que los pacientes con ataxia espinocerebelosa tipo 2 (SCA-2) pueden presentar un cuadro clínico que consiste en un parkinsonismo resistente a levodopa, marcado temblor postural y ataxia.

Un estudio que incluía a 177 individuos con TE de origen asiático no identificó ningún portador de mutaciones en el gen *SCA2* en este grupo de pacientes, pero sí un individuo diagnosticado de TE con mutaciones en el gen *SCA3*, lo que indica que este tipo de ataxia espinocerebelosa se puede iniciar, ocasionalmente, con una sintomatología indistinguible de un TE típico.[41]

4.6 Ataxia espinocerebelosa tipo 12 (SCA12)

Se trata de una ataxia cerebelosa autosómica dominante lentamente progresiva, que se diferencia de otras ataxias espinocerebelosas porque se inicia típicamente con temblor de la cabeza y las extremidades superiores, por lo que su inicio se confunde con frecuencia con un TE.

Sin embargo, un estudio realizado en el sur de Italia no encontró ningún portador de la mutación del *SCA12* en treinta sujetos con TE.[42]

4.7 Síndrome de piernas inquietas

Algunos estudios han sugerido que el TE y el síndrome de piernas inquietas (SPI) son dos entidades que pueden cosegregar de forma conjunta en algunas familias.[43] Sin embargo, hasta el momento actual no se ha podido asociar ninguno de los genes conocidos para SPI, ni los *loci* conocidos para TE, como los causantes de ambas patologías.

Un estudio prospectivo de un centro especializado en trastornos del movimiento que incluía cien individuos con TE describió que hasta el 33 % de estos sujetos cumplía criterios de SPI, de los cuales el 75 % (n = 25) no habían sido diagnosticados previamente,[44] lo que sugiere una relación entre ambas enfermedades.

4.8   Temblor esencial-hidrocefalia normotensiva idiopática del adulto

Recientemente se ha descrito una nueva entidad clínica con un patrón de herencia autosómico dominante denominada «temblor esencial-hidrocefalia normotensiva idiopática del adulto (ETINPH)». Esta entidad comienza durante la juventud o en la edad media de la vida con un temblor en los miembros superiores similar a un TE. Estos síntomas preceden un cuadro clínico que aparece después de los 65 años de edad, caracterizado por alteración de la marcha, incontinencia urinaria y deterioro cognitivo compatible con una hidrocefalia normotensiva idiopática del adulto.

Un estudio de ligamiento realizado en una familia norteamericana con ETINPH ha permitido encontrar un *locus* responsable de esta enfermedad en el cromosoma 19q12-13.31, con una puntuación LOD máxima de 2,8 para el rs2023865 y una puntuación LOD de 17,9 en el análisis multipuntual para el rs9304878.[45] La reconstrucción de haplotipos de este estudio permitió delimitar la región crítica a un intervalo de 17 cM localizados entre los SNPs rs11084582 y rs7258420.

<table>
<tr><td colspan="1" align="center">**Cuadro 1. Términos genéticos empleados en este capítulo.**</td></tr>
</table>

Alelo. Variantes de un gen en un *locus* concreto debidas a cambios en la secuencia del ADN.

Desequilibrio de ligamiento. En genética de poblaciones, es la asociación no aleatoria de dos o más *loci*, producida normalmente por la proximidad entre ellos.

Estudio de asociación. Los estudios de asociación genética se utilizan para determinar si un marcador o un polimorfismo de un gen se asocia al riesgo para presentar una enfermedad. Este tipo de estudios compara las frecuencias alélicas de interés entre un grupo con la enfermedad y una muestra control. Los estudios de asociación son menos robustos que los análisis de ligamiento ante factores de confusión como la estructura de la población y los sesgos de selección de casos y controles.

Estudio de ligamiento. El objetivo de los estudios de ligamiento es determinar la localización de un gen responsable de una enfermedad con respecto a un marcador genético próximo, cuya posición es conocida. En estos estudios se buscan alelos, compartidos por todos los miembros afectos de una familia y ausentes en los no afectos. Debido a la aleatorización que se produce en la segregación familiar, el análisis de ligamiento es una técnica robusta ante los factores de confusión para detectar genes responsables.

Fenocopia. Individuo o grupo de individuos de una población que presenta el mismo fenotipo que los otros afectos, pero con una causa ambiental o genética diferente.

GWAS *(genome-wide association study*; **estudio de asociación del genoma completo).** Es un estudio de asociación que consiste en el análisis de polimorfismos, distribuidos a lo largo de todo el genoma en casos y controles. Se trata del método de elección para identificar factores genéticos que influyen en la susceptibilidad para padecer una enfermedad. Este tipo de estudios compara las variantes genéticas identificadas en una muestra de individuos afectos de una enfermedad concreta con las variantes encontradas en una muestra de individuos sanos. Las variantes genéticas cuya frecuencia sea significativamente mayor en el grupo de afectos, comparadas con el grupo control, se dice que están «asociadas» con la enfermedad. A continuación se pueden realizar estudios en la región en la que se encuentran las variantes «asociadas» para localizar los genes que pueden incrementar la susceptibilidad a padecer una enfermedad o que confieren protección frente a ella.

Haplotipo. Combinación de alelos localizados en diferentes posiciones de un mismo cromosoma que se transmite de forma conjunta.

Locus **(plural:** ***loci).*** Posición de un gen o un marcador genético en un cromosoma.

Microsatélite *(STR, short tandem repeats).* Marcador genético constituido por una secuencia repetida en tándem de dos a cuatro nucleótidos, localizada normalmente en regiones no codificantes.

Análisis de ligamiento no paramétrico. Análisis de ligamiento en el que no se tiene en cuenta un modelo genético concreto.

Análisis de ligamiento paramétrico. Análisis de ligamiento que se ajusta a un modelo de herencia genética concreto.

Puntuación LOD *(LOD [logarithm (base 10) of odds] score).* La puntuación LOD es un estimador que permite establecer si existe ligamiento de una región cromosómica en una o varias familias con la enfermedad.

Puntuación NPL *(NPL score; nonparametric linkage score).* Resultado estadístico de un análisis de ligamiento no paramétrico.

Región crítica *(critical region).* Región concreta de un gen o de un *locus* cromosómico que contiene las variantes responsables de una enfermedad.

SNP *(single nucleotide polymorphism;* **polimorfismo de sólo un nucleótido).** Variación de la secuencia de ADN que afecta a una sola base [adenina (A), citosina (C), guanina (G) o timina (T)] del genoma de un individuo.

Bibliografía

1. Louis ED, Ferreira JJ. How common is the most common adult movement disorder? Update on the worldwide prevalence of essential tremor. Mov Disord. 2010 Apr 15; 25 (5): 534-41.

2. Boecker H, Weindl A, Brooks DJ, Ceballos-Baumann AO, Liedtke C, Miederer M *et al.* GABAergic dysfunction in essential tremor: an 11C-flumazenil PET study. J Nucl Med. 2010 Jul; 51 (7):1.030-5.

3. Bucher SF, Seelos KC, Dodel RC, Reiser M, Oertel WH. Activation mapping in essential tremor with functional magnetic resonance imaging. Ann Neurol. 1997 Jan; 41 (1): 32-40.

4. Louis ED, Faust PL, Vonsattel JP, Honig LS, Rajput A, Robinson CA *et al.* Neuropathological changes in essential tremor: 33 cases compared with 21 controls. Brain. 2007 Dec; 130 (Pt 12): 3.297-307.

5. Jankovic J. Essential tremor: a heterogenous disorder. Mov Disord. 2002 Jul; 17 (4): 638-44.

6. Lorenz D, Frederiksen H, Moises H, Kopper F, Deuschl G, Christensen K. High concordance for essential tremor in monozygotic twins of old age. Neurology. 2004 Jan 27; 62 (2): 208-11.

7. Busenbark K, Barnes P, Lyons K, Ince D, Villagra F, Koller WC. Accuracy of reported family histories of essential tremor. Neurology. 1996 Jul; 47 (1): 264-5.

8. Louis ED, Ottman R. How familial is familial tremor? The genetic epidemiology of essential tremor. Neurology. 1996 May; 46 (5):1.200-5.

9. Louis ED, Ford B, Wendt KJ, Ottman R. Validity of family history data on essential tremor. Mov Disord. 1999 May; 14 (3): 456-61.

10. Louis ED, Ford B, Frucht S, Barnes LF, M XT, Ottman R. Risk of tremor and impairment from tremor in relatives of patients with essential tremor: a community-based family study. Ann Neurol. 2001 Jun; 49 (6): 761-9.

11. Deng H, Le W, Jankovic J. Genetics of essential tremor. Brain. 2007 Jun; 130 (Pt 6):1.456-64.

12. Higgins JJ, Pho LT, Nee LE. A gene (*ETM*) for essential tremor maps to chromosome 2p22-p25. Mov Disord. 1997 Nov; 12 (6): 859-64.

13. Jankovic J, Beach J, Pandolfo M, Patel PI. Familial essential tremor in 4 kindreds. Prospects for genetic mapping. Arch Neurol. 1997 Mar; 54 (3): 289-94.

14. Gulcher JR, Jonsson P, Kong A, Kristjansson K, Frigge ML, Karason A *et al.* Mapping of a familial essential tremor gene, *FET1*, to chromosome 3q13. Nat Genet. 1997 Sep; 17 (1): 84-7.

15. Illarioshkin SN, Rakhmonov RA, Ivanova-Smolenskaia IA, Brice A, Markova ED, Miklina NI *et al.* [Molecular genetic analysis of essential tremor]. Genetika. 2002 Dec; 38 (12):1.704-9.

16. Jeanneteau F, Funalot B, Jankovic J, Deng H, Lagarde JP, Lucotte G *et al.* A functional variant of the dopamine D3 receptor is associated with risk and age-at-onset of essential tremor. Proc Natl Acad Sci USA. 2006 Jul 11; 103 (28): 10.753-8.

17. Higgins JJ, Loveless JM, Jankovic J, Patel PI. Evidence that a gene for essential tremor maps to chromosome 2p in four families. Mov Disord. 1998 Nov; 13 (6): 972-7.

18. Higgins JJ, Jankovic J, Lombardi RQ, Pucilowska J, Tan EK, Ashizawa T *et al.* Haplotype analysis of the *ETM2* locus in familial essential tremor. Neurogenetics. 2003 Aug; 4 (4): 185-9.

19. Kim JH, Cho YH, Kim JK, Park YG, Chang JW. Frequent sequence variation at the *ETM2* locus and its association with sporadic essential tremor in Korea. Mov Disord. 2005 Dec; 20 (12):1.650-3.

20. Higgins JJ, Lombardi RQ, Pucilowska J, Jankovic J, Golbe LI, Verhagen L. *HS1-BP3* gene variant is common in familial essential tremor. Mov Disord. 2006 Mar; 21 (3): 306-9.

21. Deng H, Le WD, Guo Y, Huang MS, Xie WJ, Jankovic J. Extended study of A265G variant of *HS1BP3* in essential tremor and Parkinson disease. Neurology. 2005 Aug 23; 65 (4): 651-2.

22. Shatunov A, Sambuughin N, Jankovic J, Elble R, Lee HS, Singleton AB *et al.* Genomewide scans in North American families reveal genetic linkage of essential tremor to a region on chromosome 6p23. Brain. 2006 Sep; 129 (Pt 9): 2.318-31.

23. Hedera P, Blair MA, Sa A, Bradford JY, Fang JY, Haines JL *et al.* Identification of a novel locus for autosomal dominant essential tremor on chromosome 5q. Mov Disord. 2006; 21 (Suppl. 15): S708.

24. Lorenz D, Klebe S, Stevanin G, Thier S, Nebel A, Feingold J *et al.* Dopamine receptor D3 gene and essential tremor in large series of German, Danish and French patients. Eur J Hum Genet. 2009 Jun; 17 (6): 766-73.

25. Tan EK, Prakash KM, Fook-Chong S, Yih Y, Chua E, Lum SY *et al.* *DRD3* variant and risk of essential tremor. Neurology. 2007 Mar 6; 68 (10): 790-1.

26. Stefansson H, Steinberg S, Petursson H, Gustafsson O, Gudjonsdottir IH, Jonsdottir GA *et al.* Variant in the sequence of the LINGO1 gene confers risk of essential tremor. Nat Genet. 2009 Mar; 41 (3): 277-9.

27. Lorenzo-Betancor O, García-Martín E, Cervantes S, Agundez JA, Jiménez-Jiménez FJ, Alonso-Navarro H *et al.* Lack of association of LINGO1 rs9652490 and rs11856808 SNPs with familial essential tremor. Eur J Neurol. 2011 Aug; 18 (8):1.085-9.

28. Ledesma MC, García-Martín E, Alonso-Navarro H, Martínez C, Jiménez-Jiménez FJ, Benito-León J *et al.* The non synonymous Thr105Ile polymorphism of the histamine N-methyltransferase is associated to the risk of developing essential tremor. Neuromolecular Med. 2008; 10 (4): 356-61.

29. Shahed J, Jankovic J. Exploring the relationship between essential tremor and Parkinson's disease. Parkinsonism Relat Disord. 2007 Mar; 13 (2): 67-76.

30. Adler CH, Shill HA, Beach TG. Essential tremor and Parkinson's disease: lack of a link. Mov Disord. 2011 Feb 15; 26 (3): 372-7.

31. Jankovic J, Beach J, Schwartz K, Contant C. Tremor and longevity in relatives of patients with Parkinson's disease, essential tremor, and control subjects. Neurology. 1995 Apr; 45 (4): 645-8.

32. Payami H, Larsen K, Bernard S, Nutt J. Increased risk of Parkinson's disease in parents and siblings of patients. Ann Neurol. 1994 Oct; 36 (4): 659-61.

33. Shahed J, Diamond AL, Vuong KD, Jankovic J. Characteristics of Parkinson's disease in patients with childhood-onset essential tremor. Mov Disord. 2005; 20 (Suppl. 10): 169-70.

34. Lorenzo-Betancor O, Samaranch L, García-Martín E , Cervantes S, Agundez JA, Jiménez-Jiménez FJ *et al.* *LINGO1* gene analysis in Parkinson's disease phenotypes. Mov Disord. 2011 Mar; 26 (4): 722-7.

35. Ozelius LJ, Hewett JW, Page CE, Bressman SB, Kramer PL, Shalish C *et al.* The early-onset torsion dystonia gene (*DYT1*) encodes an ATP-binding protein. Nat Genet. 1997 Sep; 17 (1): 40-8.

36. Durr A, Stevanin G, Jedynak CP, Penet C, Agid Y, Brice A. Familial essential tremor and idiopathic torsion dystonia are different genetic entities. Neurology. 1993 Nov; 43 (11): 2.212-4.

37. García-Arocena D, Hagerman PJ. Advances in understanding the molecular basis of FXTAS. Hum Mol Genet. 2010 Apr 15; 19 (R1): R83-9.

38. Deng H, Le W, Jankovic J. Premutation alleles associated with Parkinson disease and essential tremor. JAMA. 2004 Oct 13; 292 (14):1.685-6.

39. La Spada AR, Wilson EM, Lubahn DB, Harding AE, Fischbeck KH. Androgen receptor gene mutations in X-linked spinal and bulbar muscular atrophy. Nature. 1991 Jul 4; 352 (6.330): 77-9.

40. Schols L, Bauer P, Schmidt T, Schulte T, Riess O. Autosomal dominant cerebellar ataxias: clinical features, genetics, and pathogenesis. Lancet Neurol. 2004 May; 3 (5): 291-304.

41. Tan EK, Tong J, Pavanni R, Wong MC, Zhao Y. Genetic analysis of SCA 2 and 3 repeat expansions in essential tremor and atypical Parkinsonism. Mov Disord. 2007 Oct 15; 22 (13):1.971-4.

42. Nicoletti G, Annesi G, Carrideo S, Tomaino C, Di Costanzo A, Zappia M *et al.* Familial essential tremor is not associated with SCA-12 mutation in southern Italy. Mov Disord. 2002 Jul; 17 (4): 837-8.

43. Puschmann A, Pfeiffer RF, Stoessl AJ, Kuriakose R, Lash JL, Searcy JA *et al.* A family with Parkinsonism, essential tremor, restless legs syndrome, and depression. Neurology. 2011 May 10; 76 (19):1.623-30.

44. Ondo WG, Lai D. Association between restless legs syndrome and essential tremor. Mov Disord. 2006 Apr; 21 (4): 515-8.

45. Zhang J, Carr CW, Rigamonti D, Badr A. Genome-wide linkage scan maps ETINPH gene to chromosome 19q12-13.31. Hum Hered. 2010; 69 (4): 262-7.

Capítulo 4

Semiología y clasificación del temblor

F. Grandas

Unidad de Investigación en Parkinson y Trastornos del Movimiento
Hospital General Universitario Gregorio Marañón
Madrid

Dirección para correspondencia
Dr. Francisco Grandas
fgrandas.hgugm@salud.madrid.org

1 Introducción

El temblor es una oscilación rítmica de, al menos, una región corporal. Aunque los neurólogos, generalmente, se enfrentan a diferentes tipos patológicos de temblor, es importante tener en cuenta que existe un temblor fisiológico, prácticamente imperceptible, que acompaña a la realización de movimientos voluntarios, sobre todo los más rápidos. Los límites entre el temblor fisiológico y los temblores patológicos, a veces, son difíciles de precisar. Una forma práctica de definir un temblor anormal es cuando éste es visible a simple vista, o si tiene una frecuencia inferior a la del temblor fisiológico.[1]

2 Características semiológicas del temblor

Uno de los aspectos más importantes para caracterizar clínicamente un temblor es precisar las circunstancias que precipitan o condicionan su aparición. De acuerdo con la definición de consenso de la Movement Disorder Society[2] se diferencian los siguientes tipos de temblor:

- *Temblor de reposo:* aparece en una parte o segmento corporal que no está activado voluntariamente y que se encuentra completamente apoyado, evitando de esta forma la acción de la gravedad. La amplitud de este temblor aumenta con la actividad mental (por ejemplo, al contar hacia atrás) y disminuye o desaparece al iniciar un movimiento voluntario. El temblor de reposo puede reaparecer al cabo de un cierto período de tiempo (temblor reemergente).[3]

- *Temblor de acción:* se aplica a cualquier temblor que aparece durante la contracción muscular voluntaria. Dentro de esta categoría se encuentran el temblor postural, el temblor isométrico y el temblor cinético.

  a) *Temblor postural:* aparece cuando se mantiene voluntariamente una postura contra la gravedad. En ocasiones, se precipita exclusiva o fundamentalmente con una postura específica.

  b) *Temblor isométrico:* es el que ocurre cuando se realiza una contracción muscular contra un objeto rígido estacionario (por ejemplo, al apoyarse con fuerza sobre una mesa o empuñar con fuerza un objeto indeformable).

  c) *Temblor cinético:* es el que aparece al realizar un movimiento voluntario.
  Una variante de temblor cinético es el *temblor intencional,* que se caracteriza por un aumento de la amplitud cuando el movimiento está guiado visualmente para alcanzar una diana, sobre todo en las fases finales de aproximación a la misma. La aparición de este tipo de temblor implica, generalmente, una alteración del cerebelo o de sus conexiones aferentes o eferentes.[4] Una variante del temblor intencional son los:
  – *Temblores precipitados por tareas específicas:* son aquellos que aparecen o se exacerban durante la realización de determinadas tareas (por ejemplo, el temblor primario de la escritura).

Además de las circunstancias precipitantes, para una adecuada caracterización fenomenológica del temblor es necesario tener en cuenta, también, otros aspectos relacionados; y la topografía del temblor es uno de ellos. La descripción de la localización del temblor en las diferentes regiones corporales (cabeza, mentón, cuerdas vocales, extremidades superiores o inferiores, tronco, etc.) puede ayudar en su tipificación. También es importante describir la frecuencia del temblor (baja, < 4 Hz; media, 4-7 Hz, o alta, > 7 Hz).[1]

Otros datos clínicos, obtenidos en la exploración neurológica, pueden ser de importancia capital en el diagnostico diferencial de un temblor. Se debe documentar la existencia de acinesia, rigidez, distonía, espasticidad, ataxia o signos de neuropatía periférica.

También es muy importante recoger datos sobre el comienzo del temblor, la existencia de historia familiar, la posible respuesta a la ingesta de alcohol, la existencia de enfermedades asociadas, tratamientos farmacológicos, o la exposición a tóxicos o drogas.

3   Evaluación y cuantificación del temblor

Existen algunas escalas para la evaluación clínica del temblor postural, y más específicamente para el temblor esencial (TE), como la de Bain *et al.*[5] o la de Fahn-Tolosa-Marín,[6] esta última validada.[7] Otras son escalas más simplificadas[8] o, específicamente, dirigidas a la extremidad superior.[9]

La Escala Unificada para la Evaluación de la Enfermedad de Parkinson (UPDRS) es la estándar para cuantificar los síntomas de esta enfermedad, pero esta escala sólo permite una valoración limitada del temblor, incluso en su versión revisada.[10]

En el anexo I de esta obra se exponen las escalas clínicas de valoración del temblor más comúnmente utilizadas.

Para una evaluación cuantitativa más detallada del temblor se pueden utilizar transductores de movimiento como acelerómetros lineales, transductores giroscópicos o tabletas digitalizadoras. La amplitud y la frecuencia del temblor, generalmente, se determinan utilizando el análisis espectral de Fourier. Los valores obtenidos con estos transductores se correlacionan bien con la evaluación clínica del temblor.[11,12] La exploración neurofisiológica del temblor se trata en profundidad en otro capítulo de esta monografía.

4   Clasificación

Sería deseable una clasificación del temblor que pudiera identificar la etiología del mismo basándose tan sólo en sus características clínicas. Sin embargo, diversas etiologías pueden presentarse con un temblor de características clínicas similares y, por el contrario, una misma etiología del temblor puede manifestarse con presentaciones clínicas variables (por ejemplo, el temblor parkinsoniano).[1]

Ha habido varios intentos para definir y clasificar el temblor, pero la clasificación más aceptada y que sirve de documento de referencia, es la propuesta por la Movement Disorder Society.[2] En esta clasificación se incluyen temblores con una etiología bien definida, pero en otros casos se describen sólo como síndromes clínicos.

5   Clasificación sindrómica del temblor

Los diferentes síndromes que aparecen en esta clasificación se definen basándose tan sólo en la observación clínica sin apoyarse en pruebas complementarias. Esta clasificación clínica considera, fundamentalmente, la frecuencia del temblor y las circunstancias que lo precipitan.

5.1   *Temblor fisiológico*

Este temblor está presente en sujetos normales al mantener posturas o durante la acción. Su frecuencia oscila entre los 6 y los 12 Hz y puede, ocasionalmente, apreciarse a simple vista en los dedos de las manos. Está generado por causas mecánicas y, en algunos casos, por mecanismos centrales.[13]

5.1.1   *Temblor fisiológico exagerado*

Es un temblor predominantemente postural y de alta frecuencia, y claramente visible. Para su diagnóstico debe excluirse la existencia de una enfermedad neurológica relacionada.

Esta definición abarca muchas etiologías, sobre todo intoxicaciones endógenas y exógenas que producen temblor postural. La mayoría de ellas son potencialmente reversibles si la causa del temblor se identifica y corrige. Esta forma de temblor se solapa con otra categoría de esta clasificación: el temblor inducido por tóxicos o fármacos.

Los mecanismos responsables del temblor fisiológico exagerado implican a factores mecánicos, con un componente de activación del reflejo de estiramiento, posiblemente asociados a una anormal activación de osciladores centrales.[14,15]

5.2   *Temblor esencial (TE)*

Es el trastorno del movimiento más frecuente. Se caracteriza por ser bilateral, habitualmente simétrico, postural o cinético, y afecta a las extremidades superiores de forma visible y persistente. Su frecuencia suele ser de de 5 a 12 Hz. Puede existir un temblor cefálico aislado sin que se observen posturas distónicas en el cuello.

Para el diagnóstico de TE es necesario excluir otras causas de temblor postural. Por ello suele incluirse como criterio adicional una duración de al menos tres o cinco años, lo que ayudaría a excluir otras condiciones (por ejemplo, enfermedad de Parkinson [EP] o distonía), que pueden manifestarse inicialmente como temblor monosintomático.

El TE tiene carácter hereditario, generalmente, autosómico dominante, en casi el 60 % de los casos.[1] La genética del TE se revisa en otro capítulo de esta monografía.

Además, el TE suele mejorar con la ingesta de alcohol, y su amplitud suele aumentar con la edad . Es causa de incapacidad funcional para realizar tareas de la vida cotidiana en un gran número de pacientes, y determina una pérdida del trabajo o una jubilación precoz en casi una cuarta parte de los casos que acuden a la consulta.[16]

En el TE se han descrito alteraciones neuropatológicas en el cerebelo que incluyen pérdida de células de Purkinje y torpedos axonales.[17] Sin embargo, la mayoría de los pacientes estudiados eran mayores de setenta años, y se precisan estudios post mórtem en pacientes más jóvenes para excluir cambios patológicos relacionados con el envejecimiento.[18]

5.3   Temblor ortostático primario

Es un temblor peculiar, poco frecuente, que característicamente produce en los pacientes una sensación de inestabilidad durante la estancia en bipedestación y, sólo en casos graves, también durante la marcha, si bien las caídas no son frecuentes. Los pacientes no suelen tener problemas cuando están sentados o tumbados.

La exploración neurológica no presenta anomalías, a excepción de una contracción rítmica palpable en las extremidades inferiores (cuádriceps o tríceps sural), de alta frecuencia, cuando el paciente permanece de pie. El diagnóstico de temblor ortostático se confirma mediante el registro electromiográfico de músculos de las extremidades inferiores, al demostrar la existencia de un temblor con una frecuencia de 13 a 18 Hz. Esta activación rítmica se puede detectar no sólo en músculos de las extremidades inferiores, sino también en las superiores, tronco e incluso en músculos craneales.[19,20] Aunque se ha sugerido la existencia de un oscilador central localizado en el tronco cerebral,[21] el origen de la oscilación rítmica diseminada que provoca el temblor ortostático permanece sin aclarar.[22]

5.4   Temblor precipitado por posturas o tareas específicas

Algunas formas de temblor aparecen en situaciones específicas de activación. El ejemplo más frecuente es el «temblor primario de la escritura»,[23] que aparece exclusiva o predominantemente con la acción de escribir y en el que no se observan posturas distónicas de la mano al realizar esta actividad. También pueden aparecer temblores relacionados, específicamente, con otras tareas en músicos[24] o deportistas.[25] La naturaleza de estos temblores ocupacionales es desconocida. Se debate si pueden ser una variante de temblor distónico o una forma de TE.

En el «temblor aislado de la voz», éste se limita a la existencia de una vocalización temblorosa, sin que se observe temblor en otras regiones corporales. Se pueden reconocer dos variantes. La primera se considera una forma focal de distonía laríngea,[26] y la segunda, una forma de TE.[27] Se sugiere la posibilidad de un temblor vocal distónico si el temblor disminuye en situaciones emocionales, al cantar o al cambiar el tono de la voz.

El «temblor aislado del mentón o geniospasmo» es un síndrome hereditario, autosómico dominante, caracterizado por ataques de temblor de alta frecuencia, localizado en los músculos mentonianos, de inicio habitual en la infancia.[28] Este trastorno del movimiento genéticamente condicionado[29] probablemente no debería considerarse como temblor, y es posible que, en un futuro, se reclasifique en el grupo de las mioclonias o de las canalopatías.

Un temblor en la barbilla de baja frecuencia puede aparecer en la EP y algunas veces en el TE.

5.5 *Temblor distónico*

Se define como un temblor postural/cinético que ocurre en una extremidad o región corporal afectada por distonía, y que generalmente no se observa con la extremidad en reposo. Habitualmente son temblores focales de amplitud irregular y frecuencia variable, habitualmente inferior a 7 Hz. Se considera «temblor asociado a distonía» al que se puede observar en una región corporal no afecta por distonía, aunque esta última aparezca en otra región corporal diferente. En las extremidades superiores es un temblor postural similar al del TE. Es posible que esta diferenciación sea artificial, y quizá deberían considerarse ambos, en ausencia de otra posible explicación, como temblor distónico.[30] Por otra parte, el temblor puede aparecer años antes que la distonía,[31] lo cual dificulta el diagnóstico y, en ocasiones, no está claro si una pequeña anomalía postural no es más que un esfuerzo compensador para reducir la intensidad del temblor o una genuina postura distónica.

Un dilema diagnóstico frecuente es el temblor cervical aislado, que podría corresponder a un TE o a una distonía cervical. La existencia de un gesto antagonista es útil en el diagnóstico diferencial, ya que aparece en el 90 % de los pacientes con distonía cervical y no ocurre en el TE.[32] Como ya se mencionó con anterioridad, algunos temblores relacionados con tareas específicas podrían ser formas de temblor distónico.

El temblor distónico posiblemente esté infradiagnosticado. En algunos casos se puede confundir con el TE o incluso con la EP. Se ha sugerido que algunos pacientes con un temblor de reposo similar al parkinsoniano, sin evidencia de déficit dopaminérgico presináptico en pruebas de neuroimagen con marcadores del transportador de dopamina (SWEDDs), pueden padecer formas de temblor distónico de inicio en el adulto.[33] Algunos de estos pacientes presentan posturas distónicas sutiles, lo que apoya, junto a algunas alteraciones neurofisiológicas,[34] el que estos enfermos puedan padecer distonía. No obstante, se desconoce la tasa de conversión de estos pacientes a formas definidas de distonía.[18]

5.6 Temblor en la enfermedad de Parkinson

La mayoría de los pacientes con EP presentan algún tipo de temblor. El más frecuente es el de reposo, pero muchos pacientes pueden padecer otros tipos de temblor, que pueden asociarse o no a éste. Por este motivo, dada la heterogeneidad clínica, se considera temblor parkinsoniano a aquél que presentan los pacientes con EP, definida ésta de acuerdo a los criterios diagnósticos del Banco de Cerebros de Londres, con independencia de las características clínicas del temblor.

El temblor parkinsoniano clásico es un temblor de reposo, generalmente de una frecuencia de 4 a 6 Hz (en fases iniciales de la enfermedad la frecuencia puede ser más alta). Se considera un criterio diagnóstico positivo de EP. Este temblor puede tener un componente postural o cinético de una frecuencia similar al temblor de reposo.

Algunos pacientes, además del temblor de reposo, presentan otro predominante postural o cinético de frecuencia más alta, no relacionada de manera armónica con el temblor de reposo, que puede llegar a ser muy incapacitante. Se ha sugerido que podría ser la combinación de TE y EP.[35] Más rara es la existencia de un temblor postural y cinético aislado que, clínicamente, puede ser indistinguible del observado en el TE o en el temblor fisiológico exagerado.

El «temblor de reposo monosintomático» es el que aparece en algunos pacientes en ausencia de otros signos parkinsonianos (acinesia, rigidez, o alteraciones posturales) que permitan el diagnóstico clínico de EP, pudiendo permanecer así durante años. Sin embargo, estos enfermos suelen presentar un déficit dopaminérgico u otras alteraciones en neuroimagen características de la EP.[36,37]

5.7   *Temblor cerebeloso*

Es un temblor, exclusiva o predominantemente, intencional, unilateral o bilateral, de una frecuencia generalmente inferior a 5 Hz. Puede existir un componente postural, pero no de reposo.

El «titubeo» es una oscilación de baja frecuencia que afecta a la cabeza o al tronco, consecuencia de lesiones del cerebelo o de sus conexiones aferentes o eferentes.[38] Las causas más frecuentes de temblor intencional y de titubeo de la cabeza y tronco son la esclerosis múltiple, los traumatismos cráneo-encefálicos con daño infratentorial y las ataxias hereditarias.

5.8   *Temblor rúbrico*

Denominado también temblor de Holmes o temblor mesencefálico, se caracteriza por temblor de reposo, postural e intencional, de frecuencia lenta, generalmente inferior a 4,5 Hz, provocado por una lesión próxima al núcleo rojo contralateral. Habitualmente existe un intervalo variable de tiempo entre la lesión y la aparición del temblor de semanas a meses. Este temblor sintomático se cree que está mediado por un daño combinado de las vías nigroestriatal y cerebelosas.[39,40]

5.9   *Temblor talámico*

Es un temblor postural e intencional, rara vez de reposo, a menudo asociado a distonía, que aparece al cabo de semanas o meses de una lesión talámica posterior.[41,42] El espectro de los trastornos del movimiento secundarios a lesiones talámicas es muy amplio, e incluye síndromes temblorosos, distónicos, mioclónicos, etc.

5.10   *Temblor palatino*

Aunque descrito en un primer momento como mioclonias palatinas, se reclasificó posteriormente como una forma de temblor. Se diferencian dos tipos de temblor palatino: sintomático y esencial.

El temblor palatino sintomático se produce por contracciones rítmicas del músculo *levator veli palatini*, y suele asociarse a movimientos rítmicos de los ojos o de otras partes del cuerpo. Puede acompañarse de signos de disfunción cerebelosa en el lado del temblor. Suele ser una consecuencia de lesiones focales de tronco cerebral o del cerebelo, aunque también puede aparecer en alguna enfermedad degenerativa rara como la ataxia progresiva y temblor palatino.[43] Las formas sintomáticas de temblor palatino se suelen asociar a hipertrofia de la oliva bulbar, considerada como una inusual respuesta degenerativa a la pérdida de aferencias cerebelosas, que se transforma en una atrofia olivar al cabo de unos diez años.[44,45]

El temblor palatino esencial se caracteriza por movimientos rítmicos del paladar blando por la contracción del músculo tensor *veli palatini*. Suele ser asintomático, salvo por la existencia de un chasquido auditivo, y no se asocia a movimientos rítmicos oculares o en otras regiones. En estos casos no hay evidencia de lesiones en el sistema nervioso central y no se observa hipertrofia de la oliva bulbar.

5.11   Temblor neuropático

Algunas neuropatías periféricas pueden asociarse a un temblor postural y cinético, sobre todo las desmielinizantes y, especialmente, las disgamma-globulinémicas. Se cree que la fisiopatología de este temblor está relacionada con la interacción anormal de mecanismos periféricos y centrales.[46]

5.12   Temblor farmacológico e inducido por tóxicos

Se considera que un temblor está inducido por fármacos o tóxicos si aparece en un tiempo razonable tras la exposición a estas sustancias. Desde el punto de vista clínico, estos temblores pueden ser muy variados, en función de la presentación clínica del fármaco y, posiblemente también, de la predisposición individual de los pacientes.

La forma más común es el temblor fisiológico exagerado que ocurre, por ejemplo, tras la exposición a fármacos simpático-miméticos o antidepresivos. Otra forma frecuente es el temblor parkinsoniano clásico que aparece con el tratamiento con neurolépticos u otros bloqueantes de la neurotransmisión dopaminérgica. Un temblor cerebeloso puede ser parte de los síntomas de una intoxicación por litio. La abstinencia de alcohol o de otras sustancias puede producir temblor fisiológico exagerado de frecuencia superior a 6 Hz. Este temblor es diferente del provocado por el alcoholismo crónico, que es más lento y se cree que está relacionado con daño en el cerebelo provocado por el alcohol.

Una variante específica es el «temblor tardío», producido por la exposición crónica a neurolépticos. Es un temblor de frecuencia entre 3 y 5 Hz, postural, pero puede también tener componentes de reposo y cinéticos.[47] El denominado *rabbit syndrome* también se considera una forma de temblor tardío.

5.13 *Temblor psicógeno*

Los temblores psicógenos pueden tener diferentes presentaciones clínicas. Los siguientes criterios sugieren la existencia de un temblor psicógeno:[48-50]

a) Inicio o remisiones súbitas.

b) Combinaciones infrecuentes de temblor de reposo, postural e intencional.

c) Disminución de la amplitud del temblor con maniobras de distracción.

d) Variación de la frecuencia del temblor con maniobras de distracción o durante la realización de movimientos voluntarios con la mano contralateral. Acoplamiento de la frecuencia del temblor a la frecuencia de un movimiento rítmico voluntario en la extremidad contralateral.

e) Coactivación.

f) Antecedentes de somatización.

g) La existencia de otros signos neurológicos no relacionados.

6   Clasificación etiológica del temblor

Las causas de temblor son múltiples y la lista de las posibles etiologías es creciente y precisa de frecuentes actualizaciones.

En la tabla 1, modificada de Deuschl *et al*,[2] se enumeran las etiologías más relevantes.

Enfermedades hereditarias, degenerativas o idiopáticas	
• Enfermedad de Parkinson (EP) • Degeneración pálido-nígrica • Atrofia multisistémica • Enfermedad de Wilson • Enfermedad de Huntington • Síndrome de Fahr • Coreoatetosis paroxística distónica • Lipofucsinosis • Síndrome de Ramsay-Hunt	• Ataxia telangiectasia • Síndrome del cromosoma X frágil • Distonía generalizada primaria • Distonía sensible a la L-dopa • Distonías focales • Temblor esencial (TE) • Temblor hereditario del mentón • Temblor inducido por tareas específicas • Síndrome de Klinefelter
Enfermedades cerebrales infecciosas e inflamatorias	
• Esclerosis múltiple • Neurosífilis • Neuroborreliosis	• Infección por VIH • Encefalitis transmitidas por garrapatas • Sarampión
Lesiones ocupantes de espacio	
• Tumores • Quistes • Malformaciones AV	• Hematomas • Infartos • Traumatismos
Enfermedades metabólicas	
• Hipertiroidismo • Hiperparatiroidismo • Hipocalcemia • Hiponatremia • Hipoglucemia	• Degeneración hepato-cerebral adquirida • Encefalopatía hepática • Insuficiencia renal • Déficit de vitamina B12
Neuropatías periféricas	
• Charcot-Marie-Tooth • Síndrome de Roussy-Levy • Neuropatías desmielinizantes crónicas • Síndrome de Guillain-Barré	• Gammapatías • Polineuropatía de diversos orígenes (diabetes, uremia, porfiria) • Neuropatía asociada a VIH
Tóxicos	
• Manganeso • Plomo • CO • Dioxinas	• Alcohol • Cocaína
Fármacos	
• Neurolépticos • Reserpina, tetrabenazina • Antidepresivos • Litio • Adrenalina • Broncodilatadores • Cafeína • Teína	• Dopamina • Valproato • Antiarrítmicos • Calcitonina • Hormonas tiroideas • Citostáticos (vincristina, doxorrubicina, citarabina, etc.) • Inmunosupresores
Otros	
• Emociones (ansiedad, estrés) • Fatiga • Abstinencia de fármacos	• Abstinencia de alcohol • Abstinencia de cocaína • Temblor psicógeno

Tabla 1.

Clasificación etiológica del temblor (modificada de Deuschl et al., 1998, ref. 2).

Bibliografía

1. Deuschl G, Volkmann J, Raethjen J. Tremors: differential diagnosis, pathophysiology and therapy. En: Jankovic J, Tolosa E, editores. Parkinson's disease & Movement disorders. Lippincott Williams & Wilkins. 2007; 298-320.

2. Deuschl G, Bain P, Brin M, Ad hoc-Scientific-Committee. Consensus statement of the Movement Disorder Society on tremor. Mov Disord. 1998; 13: 2-23.

3. Jankovic J, Schwartz KS, Ondo W. Re-emergent tremor of Parkinson's disease. J Neurol Neurosurg Psychiatry. 1999; 67: 646-50.

4. Hallett M. Overview of human tremor physiology. Mov Disord. 1998; 13: 43-8.

5. Bain PG, Findley LJ, Atchison P, Behari M, Vidailhet M, Gresty M et al. Assessing tremor severity. J Neurol Neurosurg Psychiatry. 1993; 56: 868-73.

6. Fahn S, Tolosa E, Marín C. Clinical rating scale for tremor. En: Jankovic J, Tolosa E (Eds.). Parkinson's disease and Movement Disorders. Lippincott Williams & Wilkins. 1993: 271-80.

7. Stacy MA, Elble RJ, Ondo WG, Wu SC, Hulihan J. Assessment of interrater and intrarater reliability of the Fahn-Tolosa-Marín tremor rating scale in essential tremor. Mov Disord. 2007; 22: 833-8.

8. Elble R, Comella C, Fahn S, Hallett M, Jankovic J, Juncos J et al. The essential tremor rating assessment scale (TETRAS). Mov Disord. 2008; 23 (Suppl 1): S1-S6.

9. Louis ED, Barnes L, Wendt KJ, Ford B, Sangiorgio M, Tabbal S et al. A teaching videotape for the assessment of essential tremor. Mov Disord. 2001; 16: 89-93.

10. Goetz CG, Tilley BC, Shaftman SR, Stebbins GT, Fahn S, Martinez-Martin P et al. Movement Disorder Society-sponsored revision of the Unified Parkinsos's Disease Rating Scale (MDS-UPDRS). Scale presentation and clinimetric testing results. Mov Disord. 2008; 23: 2.129-2.170.

11. Giuffrida JP, Riley DF, Maddux BN, Hedman DA. Clinically deployable Kinesia technology for automated tremor assessment. Mov Disord. 2009; 24: 723-30.

12. Haubenberger D, Kalowitz DA, Nahab F, Toro C, Ippolito D, Wittevrongel L et al. Validity and reliability of computerized tremor spirography as outcome measure for clinical trial in essential tremor. Neurology. 2010; 74 (Suppl 2): A 349.

13. Elble RJ, Randall JE. Mechanistic components of normal hand tremor. Electroencephalogr Clin Neurophysiol. 1978, 44: 72-82.

14. Elble RJ, Randall JE. Motor-unit activity responsible for 8 to 12 Hz component of human physiological finger tremor. J NeuroPhysiol. 1976; 39: 370-83.

15. Deuschl G, Bergman H. Pathophysiology of non-parkinsonian tremors. Mov Disord 2002;17: S41-8.

16. Louis ED, Barnes L, Albert SM, Cote L, Schneier FR, Pullman S et al. Correlates of functional disability in essential tremor. Mov Disord. 2001; 16: 914-20.

17. Louis ED, Yi H, Erickson-Davis E, Vonsattel JP, Faust PL. Structural study of Purkinje cell axonal torpedoes in essential tremor. Neurosci Lett. 2009; 450: 450: 287-91.

18. Elble R, Deuschl G. Milestones in tremor research. Mov Disord. 2011; 26:1.096-105.

19. Thompson PD, Rothwell JC, Day BL, Berardelli A, Dick JP, Kachi T et al. The physiology of orthostatic tremor. Arch Neurol. 1986; 43: 584-7.

20. Köster B, Lauk M, Timmer J, Poersch M, Guschlbauer B, Deuschl G et al. Involvement of cranial muscles and high intermuscular coherence in orthostatic tremor. Ann Neurol. 1999; 45: 384-8.

21. Wu YR, Ashby P, Lang AE. Orthostatic tremor arises from an oscillator in the posterior fossa. Mov Disord. 2001; 16: 272-9.

22. Norton JA, Wood DE, Day BL. Is the spinal cord the generator of 16-Hz orthostatic tremor? Neurology. 2004; 62: 632-4.

23. Rothwell JC, Traub MM, Marsden CD. Primary writing tremor. J Neurol Neurosurg Psychiatry. 1979; 42:1.106-14.

24. Rosenbaum F, Jankovic J. Focal task-specific tremor and dystonia: categorization of occupational movement disorders. Neurology. 1988; 38: 522-7.

25. McDaniel KD, Cummings JL, Shain S. The «yips»: a focal dystonia of golfers. Neurology. 1989; 39: 792-5.

26. Aminoff MJ, Dedo HH, Izdebski K. Clinical aspects of spasmodic dysphonia. J Neurol Neurosurg Psychiatry. 1978; 41: 361-5.

27. Findley LJ, Gresty MA. Head, facial, and voice tremor. Adv Neurol. 1988; 49: 239-53.

28. Danek A. Geniospasm: hereditary chin trembling. Mov Disord. 1993; 8: 335-8.

29. Jarman PR, Wood NW, Davis MT, Davis PV, Bhatia KP, Marsden CD *et al.* Hereditary geniospasm: linkage to chromosome 9q13-q21 and evidence for genetic heterogeneity. Am J Hum Genet. 1997; 61: 928-33.

30. Quinn NP, Scheneider SA, Schwingenschuh P, Bhatia K. Tremor – some controversial aspects. Mov Disord. 2011; 26: 18-23.

31. Rivest J, Marsden CD. Trunk and head tremor as isolated manifestations of dystonia. Mov Disord. 1990; 5: 60-5.

32. Masuhr F, Wissel J, Muller J, Scholz U, Poewe W. Quantification of sensory trick impact on tremor amplitude and frequency in 60 patients with head tremor. Mov Disord. 2000; 15: 960-4.

33. Schneider SA, Edwards MJ, Mir P, Cordivari C, Hooker J, Dickson J *et al.* Patients with adult-onset dystonic tremor resembling parkinsonian tremor have scans without evidence of dopaminergic deficit (SWEDDs). Mov Disord. 2007; 22: 2.210-5.

34. Schwingenschuh P, Ruge D, Edwards MJ, Terranova C, Katschnig P, Carrillo F *et al.* Distinguishing SWEDDs patients with asymmetric resting tremor from Parkinson's disease: a clinical and electrophysiological study. Mov Disord. 2010; 25: 560-9.

35. Koller WC, Vetere OB, Barter R. Tremors in early Parkinson's disease. Clin Neuropharmcol. 1989; 12: 293-7.

36. Brooks DJ, Playford ED, Ibanez V, Sawle GV, Thompson PD, Findley LJ *et al.* Isolated tremor and disruption of the nigrostriatal dopaminergic system: an 18F-dopa PET study. Neurology. 1992; 42:1.554-60.

37. Chang MH, Chang TW, Lai PH, Sy CG. Resting tremor only: a variant of Parkinson's disease or of essential tremor. J Neurol Sci. 1995; 130: 215-9.

38. Fahn S. Cerebellar tremor: clinical aspects. En: Findley LJ, Capildeo R (Eds.). Movement Disorders: Tremor. Londres: Macmillan, 1984: 355-364.

39. Remy P, de Recondo A, Defer G, Loc'h C, Amarenco P, Planté-Bordeneuve V *et al.* Peduncular «rubral» tremor and dopaminergic denervation: a PET study. Neurology. 1995; 45: 472-477.

40. Seidel S, Kasprian G, Leutmezer F, Prayer D, Auff E. Disruption of nigrostriatal and cerebellotalamic pathways in dopamine-responsive Holmes' tremor. J Neurol Neursurg Psychiatry. 2008.

41. Miwa H, Hatori K, Kondo T, Imai H, Mizuno Y. Thalamic tremor: case reports and implications of the tremor-generating mechanism. Neurology. 1996; 46: 75-9.

42. Kim JS. Delayed onset mixed involuntary movements after thalamic stroke: clinical, radiological and pathophysiological findings. Brain 2001; 124: 299-309.

43. Samuel M, Torun N, Tuite PJ, Sharpe JA, Lang AE. Progressive ataxia and palatal tremor (PAPT): clinical and MRI assessment with review of palatal tremors. Brain. 2004; 127:1.252-68.

44. Kim JS, Moon SY, Choi KD, Kim JH, Sharpe JA. Patterns of ocular oscillations in oculopalatal tremor: imaging correlations. Neurology. 2007; 68:1.128-35.

45. Goyal M, Versnick E, Tuite P, Saint Cyr J, Kucharczyk W, Montanera W *et al.* Hypertrophic olivary degeneration: metaanalysis of the temporal evolution of MR findings. Am J Neuroradiol. 2000; 21:1.073-7.

46. Bain PG, Britton TC, Jenkins IH, Thompson PD, Rothwell JC, Thomas PK *et al.* Tremor associated with benign IgM pararoteinemic neuropathy. Brain. 1996; 119: 789-99.

47. Stacy M, Jankovic J. Tardive tremor. Mov Disord. 1992; 7.53-57.

48. Deuschl G, Koster B, Lucking CH, Scheidt C. Diagnostic and pathophysiological aspects

of psychogenic tremors. Mov Disord. 1998; 13: 294-302.

49. Kim YJ, Pakiam AS, Lang AE. Historical and clinical features of psychogenic tremor. A review of 70 cases. Can J Neurol Sci. 1999; 26: 190-5.

50. McAuley J, Rothwell J. Identification of psychogenic, dystonic, and other organic tremors by a coherence entrainment test. Mov Disord. 2004; 19: 253-67.

Capítulo 5

Exploraciones neurofisiológicas en el temblor

F. Miralles

Servei de Neurologia
Hospital Universitari Son Espases
Palma de Mallorca

Dirección para correspondencia
Dr. Francesc Miralles
francesc.miralles@ssib.es

1 Introducción

El estudio neurofisiológico del temblor tiene un doble interés. Por un lado, aspectos importantes de su fisiopatología han sido aclarados mediante el registro y análisis de las señales bioeléctricas, asociadas al movimiento rítmico de una parte del cuerpo. Por otro lado, las técnicas neurofisiológicas han demostrado su utilidad en el diagnóstico de los diversos tipos de temblor[4,6] y quizá tengan un papel en su medida, aunque otras exploraciones, como el análisis cuantitativo del dibujo de una espiral, podrían cumplir mejor este objetivo.[14]

En este capítulo nos centraremos en la neurofisiología en tanto que medio diagnóstico, y expondremos cómo las técnicas básicas de registro y análisis están al alcance de la mayoría de gabinetes de electrodiagnóstico.

2 Metodología del estudio neurofisiológico

Las técnicas electrofisiológicas de mayor utilidad diagnóstica son la acelerometría y la electromiografía de superficie.[4,6]

La primera registra el movimiento de la parte del cuerpo que presenta temblor, que en la mayoría de los casos será la mano o los dedos. Este registro se realiza mediante un transductor –acelerómetro– que transforma el movimiento en corriente eléctrica. Los acelerómetros pueden detectar movimiento en un plano (monoaxiales) o en los tres planos del espacio (triaxiales). Respecto a la segunda técnica, es mediante electrodos, convenientemente situados sobre la piel, que puede registrase la señal electromiográfica, generada por los músculos involucrados en la génesis del temblor.

2.1 Obtención de las señales bioeléctricas

Aunque el diagnóstico neurofisiológico se fundamenta en el análisis de la señal acelerométrica (sAce) y de la señal electromiográfica (sEMG), el protocolo de registro no está totalmente estandarizado, de forma que en diferentes laboratorios la metodología utilizada puede ser ligeramente diferente.[4,5,6,16]

El registro suele hacerse con el paciente cómodamente sentado, con los codos flexionados 90 grados y los antebrazos descansando sobre los reposabrazos del sillón, de forma que la articulación de la muñeca quede libre. El acelerómetro suele fijarse de manera firme sobre el dorso de la mano o los de los dedos. Los electrodos para el registro de la sEMG suelen ser los convencionales, que se utilizan en los estudios de conducción: discos de plata/cloruro de plata de unos 5 mm de diámetro. Los electrodos se sitúan sobre un músculo extensor de la mano (extensor superficial de los dedos, o radial mayor), aunque la proximidad anatómica de estos músculos hará que la señal registrada sea generalmente referida a la «musculatura extensora». La distancia entre los electrodos suele ser de entre 2 y 5 cm. En ocasiones se registra también la musculatura flexora en el antebrazo (flexor superficial de los dedos, cubital anterior, palmar mayor, etc.).[4,5,6,16]

El registro del temblor postural se realiza pidiendo al paciente que mantenga la mano extendida contragravedad con la palma hacia abajo. Con la mano caída e inmóvil se efectuará el registro del temblor de reposo. El tiempo de registro es variable, pero generalmente es de unos 30 a 60 s en cada condición, para evitar la fatiga muscular, la cual puede influir en los resultados del examen.[4,5,6,16]

2.2 Análisis de las señales bioeléctricas

La simple inspección de las señales bioeléctricas (sAce y sEMG) puede ofrecer información valiosa para el diagnóstico: el carácter rítmico de un movimiento –hecho que lo define como temblor– puede ser, habitualmente, apreciado de esta forma. Las salvas de alta frecuencia del temblor ortostático, que generalmente son invisibles a simple vista, se identifican incluso por el sonido que generan en el altavoz del electromiógrafo. Se pueden llevar a cabo diversas maniobras para el diagnóstico del temblor psicógeno sin más análisis que la inspección de los trazados.

No obstante, un análisis más profundo de la señal supondrá utilizar técnicas matemáticas especiales que pueden alcanzar niveles elevados de complejidad. El análisis estándar consiste en transformar la señal original –que es una serie temporal y, por lo tanto, perteneciente a lo que se llama «dominio del tiempo»– al dominio de la frecuencia mediante la transformada discreta de Fourier (TDF).

2.2.1 Trasformada discreta de Fourier (TDF)

La transformada discreta de Fourier (TDF) es la categoría del análisis de Fourier que se utiliza en el caso de señales digitales. La transformada rápida de Fourier (TRF) es el nombre de un algoritmo que permite que la TDF pueda ser realizada de forma rápida por los ordenadores y que, por lo tanto, tenga utilidad práctica en el campo del análisis de señales.[18]

El análisis de Fourier se basa en el hecho de que todas las señales (entendiendo como señal la descripción de cómo un parámetro está relacionado con otro; por ejemplo, en el caso de señales bioeléctricas, la variación del voltaje en función del tiempo), pueden ser representadas como la suma de una serie de ondas sinusoidales. La frecuencia de estas ondas sinusoidales abarca desde cero hasta la mitad de la frecuencia de muestreo, y su amplitud refleja el peso que esa frecuencia, en particular, tiene en la señal original.[18]

Aunque no es imprescindible poseer una comprensión profunda de las matemáticas implicadas en el análisis de Fourier para usarlo de la manera correcta, es de utilidad poseer una información general sobre las etapas a las que una señal digital someterse desde su adquisición hasta que el programa adecuado genere el resultado de la TDF, que quedará plasmado en el periodograma.[21] Este conocimiento permitirá que la información que contiene la señal bioeléctrica sea interpretada de la manera correcta. En la exposición que sigue, consideraremos que el análisis de la señal digital se realiza «fuera de línea», sobre señales digitales almacenadas en un ordenador, aunque existen en el mercado electromiógrafos que ejecutan el análisis espectral de forma inmediata.

- *Obtención de la señal bioeléctrica analógica.* Esta etapa es realizada por los amplificadores diferenciales del electromiógrafo.

- *Filtrado y digitalización de la señal.* Con el objeto de evitar el fenómeno del *aliasing*, la señal analógica debe filtrarse antes de ser digitalizada, lo que elimina las frecuencias superiores a la mitad de la frecuencia de digitalización, tal como establece el teorema de Nyquist.[18] El filtraje puede ser más intenso al reducir aún más la banda de frecuencias de la señal, en función de las necesidades del análisis y eliminando alguna frecuencia determinada, como la debida a la interferencia de 50 Hz, generada por la corriente alterna (filtro *notch*). Este filtrado suplementario puede realizarse antes o después de la digitalización de la señal. En general, el ancho de banda suele situarse entre 0,5 y 50 Hz para la sAce, y entre 80 y 500 Hz para la sEMG.[4,5,6,16] Para poder analizar la señal bioeléctrica digitalizada más allá de especificaciones de nuestro aparato, el electromiógrafo deberá ser capaz de exportarla como un fichero de texto. Esto nos permitirá procesar, posteriormente, la señal, mediante las técnicas que consideremos más adecuadas, tales como la TDF, para lo cual existen programas de código abierto y obtención gratuita.

- *Demodulación.* La sEMG puede ser considerada como una señal ruidosa que está modulada en amplitud por otra señal, la cual es portadora de la información sobre la frecuencia y amplitud del temblor. Para obtener esta señal moduladora se procede al rectificado de la sEMG, lo que supone tomar el valor absoluto de los valores de voltaje, de modo que la señal rectificada únicamente contiene valores iguales o superiores a 0. Tras la demodulación, la señal rectificada puede ser sometida a otra etapa de filtrado de altas frecuencias. Antes de la demodulación, generalmente, se resta a cada valor de la sEMG la media de toda la serie («centrado»), para obtener así nueva serie de media 0. Esta operación también se realiza sobre la sAce.[21,22]

- *Segmentación.* Por lo general, la señal digital correspondiente al tiempo total de registro para cada condición experimental – en el caso del temblor, esto suele corresponder a entre 30 y 60 s– se fracciona en segmentos más pequeños, por ejemplo, de 5 s, para poder promediar posteriormente los periodogramas de cada uno de estos segmentos y reducir, así, el ruido espectral y mostrar con claridad los componentes de presentación rítmica y no aleatoria.[5]

- *Multiplicación por una función «ventana».* Una etapa necesaria antes de realizar la TDF es multiplicar la señal punto a punto por una curva discreta suave de forma variable con igual número de puntos que la señal a analizar. Existen varias de estas curvas; la utilizada con mayor frecuencia es la *Hamming window*. Generalmente, el programa de análisis que utilicemos nos dejará escoger entre diversas posibilidades antes de realizar el análisis espectral. El objeto de esta operación es reducir la amplitud de la base de los picos espectrales que puedan aparecer en el periodograma –«fuga espectral»– y definirlos mejor .[18]

- *Transformada discreta de Fourier.* La señal digital, obtenida tras el paso anterior, puede ser ya objeto de la TDF, generalmente mediante un programa de análisis que lleva a cabo la TRF. Estos programas producen una estimación de la densidad de potencia espectral, generalmente en forma de periodograma; un gráfico en el que, en abscisas, se sitúa la frecuencia y, en ordenadas, la potencia de ese componente sinusoidal, en particular en la señal bioeléctrica analizada (véase la figura 1). Si la señal original se ha segmentado, generalmente, los periodogramas se promedian para reducir el ruido espectral y mostrar con claridad los componentes periódicos que puedan existir.[5,18] Una alternativa a la promediación es realizar la TRF sobre la señal en su totalidad, es decir, sobre todo el tiempo de registro, y someter el periodograma obtenido a un proceso de «suavizado». Éste consiste en multiplicar cada punto de espectro –correspondiente a una frecuencia en particular– por un factor obtenido a través del promedio equilibrado de los puntos que le preceden y le siguen. El resultado visual es que el periodograma aparece desprovisto de oscilaciones rápidas en la potencia, y muestra las variaciones persistentes que se encuentran subyacentes a éstas.[21,22]

- *Detección de la presencia de picos espectrales significativos.* Antes de interpretar el resultado de la TDF, es necesario determinar si el periodograma corresponde a una señal ruidosa de naturaleza completamente aleatoria, o si, por el contrario, los picos observados realmente indican la existencia de uno o más componentes oscilatorios determinísticos. Para este objetivo se han propuesto diversos procedimientos que determinan la significación estadística de los picos observados en el periodograma.[21]

2.2.2 Interpretación del espectro del temblor

Aunque la interpretación del resultado de la TDF parezca inmediata, en el sentido de atribuir a cada pico significativo del periodograma la existencia de un generador diferente de temblor, lo cierto es que, en muchos casos, no es así. En particular, en las siguientes circunstancias el periodograma de una señal puede mostrar varios picos espectrales, los cuales no indican la existencia de diferentes fuentes de temblor en el sujeto.

- *La señal que se repite rítmicamente no es sinusoidal.* Ésta es la circunstancia habitual. Una onda sinusoidal se corresponde a un único pico espectral. Una onda

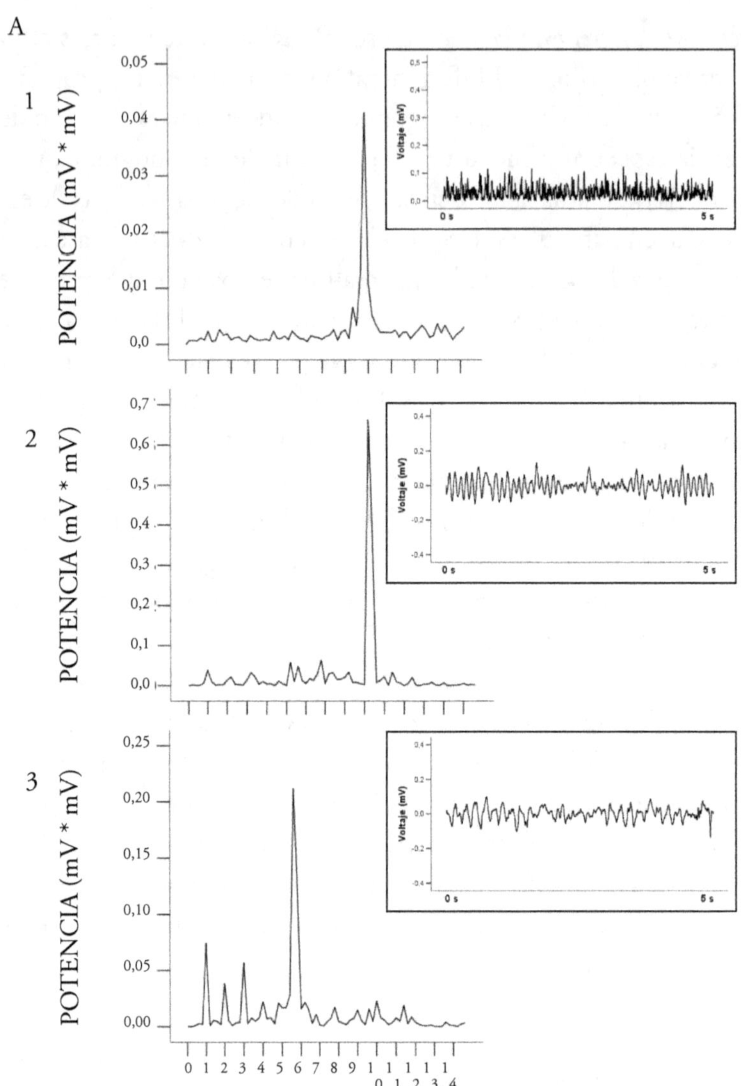

Figura 1 A.

Temblor fisiológico exagerado. 1. Periodograma de la sEMG, mostrada en el recuadro, la cual corresponde a la actividad de los extensores de la mano registrada, extendida y sin carga. Puede observarse un pico bien definido a 8 Hz, que indica la activación rítmica de las unidades motoras. 2. Periodograma de la sAce, mostrada en el recuadro, la cual fue obtenida con el acelerómetro situado en el dorso de los dedos y manteniendo la mano extendida sin carga. Puede observarse un pico a la misma frecuencia que en 1. 3. Periodograma de la sAce, obtenida tras aplicar una carga de 1 kg en la mano (recuadro). Puede observarse como la frecuencia del temblor se reduce en > 1,5 Hz. Este hallazgo indica que el origen del temblor es mecánico-reflejo.

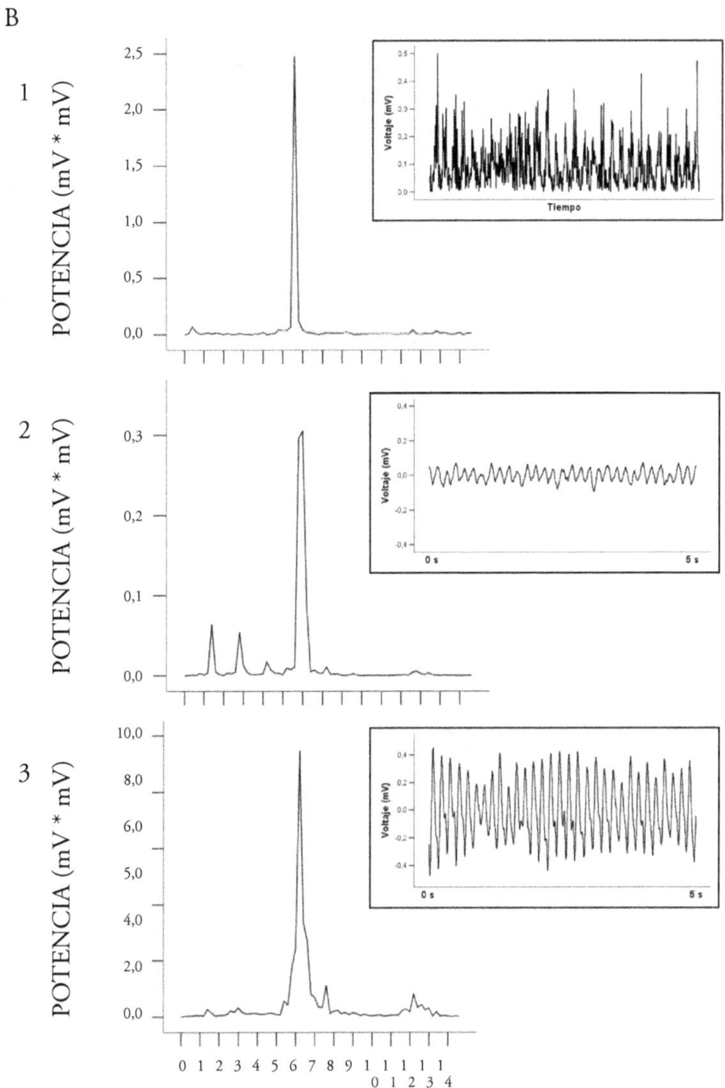

Figura 1 B.

Temblor esencial. 1. Periodograma de la sEMG mostrada en el recuadro pequeño, la cual corresponde a la actividad de los extensores de la mano registrada manteniendo ésta extendida sin carga. Puede observarse un pico bien definido a 5-6 Hz, que indica la activación rítmica de las unidades motoras. 2. Periodograma de la sAce, mostrada en el recuadro pequeño, la cual fue obtenida con el acelerómetro situado en el dorso de los dedos y manteniendo la mano extendida sin carga. Puede observarse un pico a la misma frecuencia que en 1. 3. Periodograma de la sAce, obtenida tras aplicar una carga de 1 kg a la mano (recuadro pequeño). Puede observarse como la frecuencia del temblor no se modifica. Este hallazgo indica que el temblor está originado por un oscilador central, cuya frecuencia de activación es independiente de la inercia de la extremidad. La sAce se da en voltaje y no en unidades de aceleración en todos los casos.

periódica no sinusoidal se refleja en un pico a la frecuencia de repetición y en una serie de picos de amplitud decreciente a frecuencias múltiplos enteros de la frecuencia fundamental. Estos picos reciben el nombre de «armónicos»[17,18] (véase la figura 2). Este patrón se observa de forma común en el temblor parkinsoniano y se interpreta como una consecuencia de la asimetría tanto en la sEMG como en la sAce, de modo que refleja una asimetría en los movimientos de flexión y extensión (véase la figura 2 A). No obstante, y con base en estudios recientes, esta explicación quizá no sea completa y el primer armónico (con una frecuencia doble de la del temblor) puede, de hecho, indicar un generador central independiente.[17]

- *El fenómeno rítmico no es estacionario.* Es decir, presenta variaciones en la amplitud (modulación de la amplitud), en la frecuencia (modulación en la frecuencia), o en ambos parámetros. Todas estas circunstancias hacen que aparezcan picos espectrales que no indican generadores independientes del temblor. Por ejemplo, una señal periódica modulada en amplitud o en frecuencia producirá un espectro constituido por un pico a la frecuencia media del temblor, flanqueado por picos más o menos simétricos a ambos lados de éste. Una señal periódica modulada en amplitud y en frecuencia producirá un espectro complicado, cuya morfología dependerá si las variaciones en amplitud y frecuencia se encuentran relacionadas o se producen de forma independiente.[7]

2.2.3   *Análisis de la coherencia entre señales*

En la exposición anterior hemos considerado el análisis de una única señal. No obstante, el análisis espectral puede extenderse al estudio de la relación entre dos señales bioeléctricas; es lo que se conoce como análisis espectral cruzado *(cross-spectral analysis)*. El resultado de este análisis se muestra en forma de espectro de coherencia y espectro de fase. El primero muestra para cada frecuencia analizada —es decir, desde 0 hasta la mitad de la frecuencia de digitalización— un valor que oscila entre 0 y1. Un valor de coherencia significativo en una determinada banda de frecuencias indica que, en las señales analizadas, estos componentes están relacionados de manera lineal y que, por lo tanto, es probable que tengan un origen común. En el campo del estudio del temblor, una coherencia significativa puede interpretarse como el reflejo de la actividad de un mismo generador del temblor.[22]

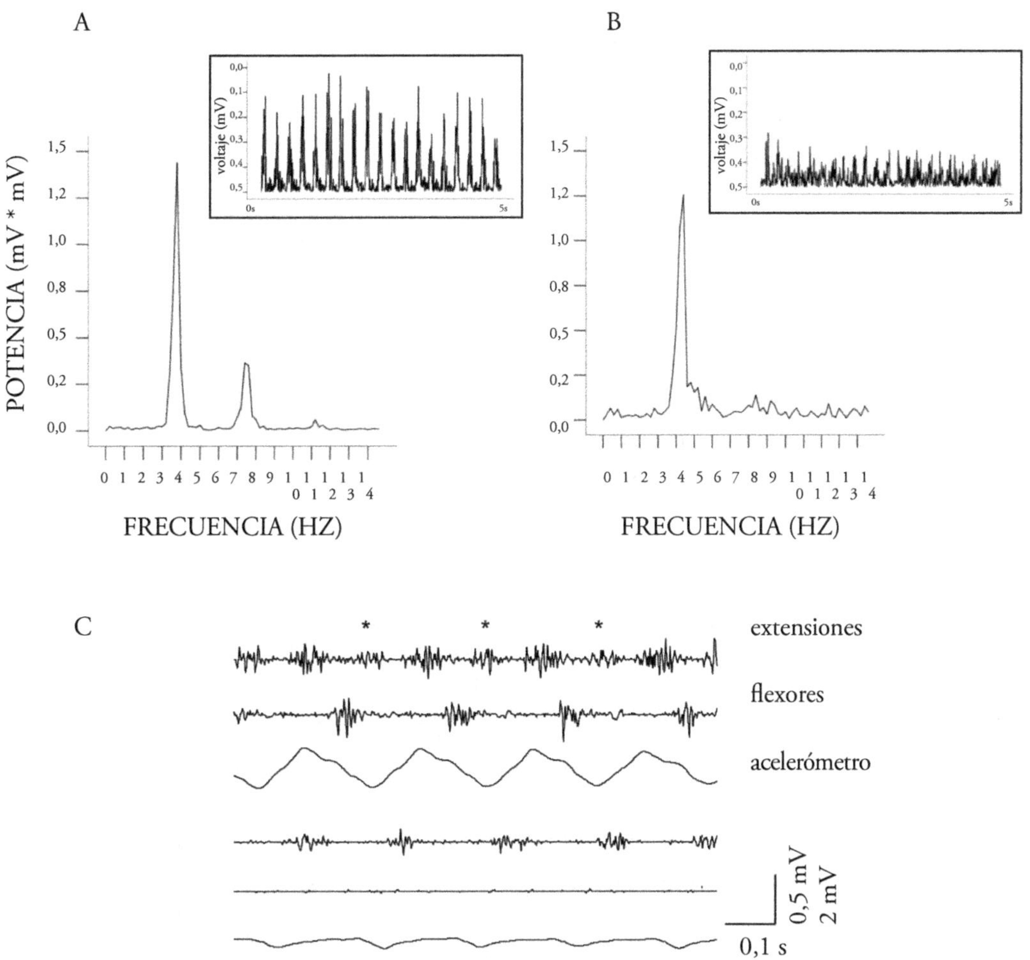

Figura 2.

Temblor parkinsoniano tipo I. A. Periodograma de la sEMG, mostrada en el recuadro, la cual corresponde a la actividad de los extensores de la mano registrada manteniendo ésta en reposo. Puede observarse un pico bien definido a 4 Hz y la presencia de armónicos situados a frecuencias múltiplos enteros de la frecuencia fundamental. B. Periodograma de la sEMG, mostrada en el recuadro, la cual corresponde a la actividad de los extensores de la mano registrada, cuando ésta se mantiene en extensión. Puede apreciarse como la frecuencia del temblor es la misma que en reposo aunque su amplitud es menor. C. Registro simultáneo de la sEMG de la musculatura extensora y flexora, así como de la sAce, tanto en reposo como durante la extensión contragravedad. Los asteriscos en el trazado de los extensores corresponden a la activación de músculos flexores registrada en volumen (cross-talk). Puede apreciarse como el patrón de activación es alternante. Durante la extensión de la mano, la amplitud de todas las señales es menor. La sAce se da en voltaje y no en unidades de aceleración/s. Los trazados corresponden a 5 s de registro.

3 Aplicación clínica de la exploración neurofisiológica

De forma esquemática, se puede considerar que las técnicas neurofisiológicas tienen un papel importante en los siguientes supuestos diagnósticos:

– Distinción entre temblor fisiológico exagerado y el temblor esencial (TE).
– Diagnostico del temblor psicógeno.
– Caracterización del temblor de acción presente en la enfermedad de Parkinson (EP).
– Diagnostico del temblor ortostático.
– Distinción entre mioclonías (asterixis y minipolimioclonías) y temblor.
– Diagnostico del «temblor» cortical.
– Diagnóstico del temblor distónico.

3.1 *Temblor fisiológico exagerado* versus *temblor esencial*

El temblor fisiológico parece tener dos orígenes.[4,5] Por un lado, cualquier parte del cuerpo oscila al aplicarle una fuerza, debido a sus propiedades elásticas. La contracción cardíaca y, especialmente, las oscilaciones en el nivel de la fuerza, generada por la contracción muscular durante un esfuerzo antigravitatorio, constituyen fuerzas aplicadas sobre la extremidad superior que hacen que ésta oscile. La frecuencia de dicha oscilación pasiva no depende de la periodicidad de la fuerza aplicada, sino de las propiedades físicas de cada uno de los segmentos articulares de la extremidad; es lo que se denomina frecuencia de resonancia. En concreto, la frecuencia de resonancia de un segmento articular es proporcional a (K/I),[1,2] donde «K» es la rigidez *(stiffness)* o nivel de fuerza aplicada sobre el segmento articular correspondiente, e «I» es el momento de inercia. Así, la frecuencia del temblor en la extremidad superior aumenta desde la raíz del miembro hacia los dedos, ya que la masa –y, por lo tanto, la inercia– de los segmentos articulares disminuye. La frecuencia del temblor fisiológico en el antebrazo es de 3-5 Hz; a nivel de la mano, de 7-10 Hz, y en los dedos, de 17-30 Hz. Dado que se trata de una oscilación pasiva, no causada por una modulación rítmica de la contracción muscular, es siempre detectable en el espectro de la sAce, pero no en el de la sEMG. Además, al ser su frecuencia inversamente proporcional a la masa del segmento estudiado, la aplicación de una carga (generalmente de entre 300 y1.000 g) a la extremidad supone un descenso de la frecuencia de resonancia detectable a través del análisis espectral de la sAce, obtenida en esta condición experimental.[4,5]

La amplitud de esta oscilación pasiva no suele ser suficiente para activar el reflejo miotático. No obstante, determinadas condiciones (como las que conducen a una activación de los receptores beta-adrenérgicos) pueden incrementar la sensibilidad de este reflejo y conducir a una contracción muscular refleja que también será de carácter rítmico, dado que la perturbación mecánica es periódica. El carácter «activo» de este componente del temblor fisiológico se detecta en el hecho de que en el espectro de la sEMG puede observarse un pico de potencia. Dado que la frecuencia de la oscilación pasiva gobierna la contracción refleja, el pico presente en la sEMG tiene la misma frecuencia que el de la sAce. Este hecho explica el que su comportamiento al cargar la extremidad sea el mismo que el del pico en la sAce: una reducción significativa de la frecuencia.[4,5]

El temblor fisiológico tiene un segundo componente, en general de menor importancia que el mecánico-reflejo y no siempre detectable en el estudio neurofisiológico, que deriva de la presencia de uno o varios osciladores neurales existentes dentro del sistema nervioso central, aunque la naturaleza exacta de éstos se desconoce. Este componente causa una contracción rítmica de las unidades motoras y, por lo tanto, puede reflejarse en el análisis espectral de la sEMG como un pico si su amplitud es suficiente. La frecuencia de esta contracción no está gobernada por las propiedades mecánicas de la extremidad y, en particular, no depende de la inercia del segmento articular de interés. Esto hace que no varíe al aplicar una carga a la extremidad. En la extremidad superior, la frecuencia de este componente central se sitúa en torno a los 8-12 Hz en toda la extensión del miembro. Esto supone que las frecuencias del componente mecánico-reflejo y del componente central-neurogénico de la mano se superpongan.[4,5]

El temblor patológico siempre está causado por un oscilador central; su frecuencia no depende de la inercia de la extremidad, sino que está determinada por la frecuencia del oscilador central y, siempre, genera un pico en el espectral de la sEMG, ya que causa una contracción rítmica, sincrónica de las unidades motoras. El tipo más frecuente de temblor patológico postural es el TE. La frecuencia de éste se superpone, ampliamente, con la del temblor fisiológico, ya que se sitúa entre 4 y 12 Hz.[4,5]

El análisis espectral simultaneo de la sAce de la mano y de la sEMG de la musculatura extensora de la muñeca obtenida antes y después de aplicar una carga a la mano mientras está extendida contragravedad puede ayudar en el diagnóstico diferencial entre temblor fisiológico exagerado y del TE. Los posibles resultados que pueden obtenerse de este estudio y su interpretación son:[5]

a) No se observa un pico espectral en la sEMG en ninguna de las condiciones de registro (sin y con carga). El pico espectral de mayor amplitud presente en la sAce durante el registro, mientras la mano está extendida contragravedad experimenta una clara reducción (> 1,5 Hz) en la frecuencia cuando la exploración se realiza con un peso de entre 0,5 y 1 kg aplicado al dorso de la mano.

b) Existe un pico espectral en la sEMG que disminuye su frecuencia al aplicar una carga a la mano, en paralelo con la reducción de la frecuencia de la sAce. Es decir, las características mecánicas de la extremidad determinan la frecuencia del temblor (véase la figura 1 A).

c) Sin carga se observa un pico espectral de la misma frecuencia tanto en la sAce como en la sEMG. Al aplicar un peso, estos picos se desdoblan, y se observa un pico a una frecuencia menor que la basal, tanto en la sAce como en la sEMG, y otro a la misma frecuencia, o ligeramente superior. Este comportamiento indica que, en el sujeto estudiado, tanto el componente mecánico-reflejo como el componente central tienen similar importancia.

d) Existe un pico en el periodograma de la sAce y en el de la sEMG de igual frecuencia. No se observa una reducción > 1,5 Hz en la frecuencia de éstos al cargar la extremidad o, incluso, puede producirse un ligero aumento de ésta. Este comportamiento es propio del temblor de origen central (véase la figura 1 B).

e) El pico espectral de la sEMG se observa únicamente en una de las dos condiciones de registro: sin carga o con ella.

El patrón 1 es diagnóstico de temblor fisiológico[5] y los criterios que lo definen son muy «robustos»; es decir, su detección no depende de forma significativa de las condiciones y metodología de la exploración. Son marcadores fiables de la presencia de un temblor fisiológico, en vez de uno patológico, y se pueden utilizar para distinguir entre ambos.[5,16] Por el contrario, el valor de la amplitud del temblor medido a través de la potencia del pico de la sAce depende de las condiciones de registro y necesita datos normativos propios de cada laboratorio.[6,16] Por esa razón no se considera un buen criterio diagnóstico de temblor patológico.[16]

El patrón 4 es el típico del TE (véase la figura 1 B). Los patrones 2 y, especialmente, el 3 pueden observarse en formas leves de TE o en casos de temblor fisiológico exagerado (véase la figura 1 A).[5]

3.2   *Temblor psicógeno*

La exploración neurofisiológica puede ser útil en la identificación del temblor de origen psicógeno hasta el punto de que algunos autores han incluido los hallazgos electrofisiológicos dentro de los criterios diagnósticos.[2] Se han propuesto varias técnicas útiles para distinguir entre temblor orgánico y psicógeno; la mayoría de ellas tienen un rasgo en común: se basan en el hecho de que es muy difícil mantener voluntariamente dos o más ritmos no relacionados en partes diferentes de cuerpo.[2,10,12,15]

3.2.1 Análisis de la frecuencia espontánea del temblor

Dos son las características que permiten identificar el carácter psicógeno de un temblor durante un registro prolongado del movimiento espontáneo en diferentes músculos.[2,15]

- La frecuencia del temblor orgánico, en particular, el temblor parkinsoniano y el TE, suele variar poco a lo largo del tiempo. Es decir, las fluctuaciones son de escasa amplitud, generalmente < 0,2 Hz, y se mantienen durante escasos segundos. Por el contrario, las fluctuaciones amplias en la frecuencia del temblor de entre 1,5 a 2,5 Hz sugieren un origen psicógeno. Además, en el caso de que aquéllas que tiemblen sean partes diferentes del cuerpo, verbigracia las dos extremidades superiores, las fluctuaciones afectarán por igual a ambas, tanto en intensidad como en duración.[2,15]

- El temblor orgánico, por razones que no están claras, se caracteriza por presentar frecuencias ligeramente diferentes en distintas partes del cuerpo. Por ejemplo, un estudio mostró que el 75 % de los pacientes con temblor parkinsoniano y el 57 % de los pacientes con TE presentaban una disociación de la frecuencia modal del temblor entre una extremidad y la contralateral de entre 0,2 Hz y 1,6 Hz. En el temblor psicógeno, la naturaleza «voluntaria» del movimiento hace virtualmente imposible observar una diferencia significativa de frecuencia entre diferentes segmentos con temblor.[15]

3.2.2 Efecto de un acto voluntario rítmico

Se han propuesto varios métodos con el objetivo de explorar si el paciente es capaz de mantener un movimiento rítmico diferente en dos extremidades, lo que indicaría que el temblor es orgánico y debido, por lo tanto, a un oscilador neural no voluntario con una frecuencia intrínseca de activación. El hallazgo característico de temblor psicógeno es el cambio en la frecuencia del temblor hasta adoptar la frecuencia del movimiento voluntario. Esto se denomina «arrastre» del temblor *(entrainment)* y, generalmente, requerirá de algún tipo de análisis de la sEMG para su demostración; la sola inspección clínica o de la señal sin procesar no suele ser suficiente para evidenciar este fenómeno.

- O'Suilleabhain y Matsumoto (1998)[15] calcularon la frecuencia instantánea del temblor a partir de la sEMG registrada en dos extremidades, una con temblor y otra que ejecutaba un movimiento rítmico voluntario a una frecuencia de unos 2 Hz impuesta por un metrónomo. Algunos pacientes con temblor orgánico modificaron la frecuencia del temblor tanto en el sentido de aumento como en el de descenso, pero en ningún caso se observó que la frecuencia de éste igualara la del movimiento voluntario o a una frecuencia múltiplo entero de ésta (frecuencia armónica). Dos de cinco pacientes con temblor psicógeno mostraron un manifiesto fenómeno de arrastre; mientras que, en los otros tres, el temblor básicamente desapareció durante el test (véase la figura 3).

- McAuley y Rothwell (2004)[12] analizaron el grado de coherencia entre la sEMG de la extremidad con temblor y la sEMG registrada en la extremidad que realizaba

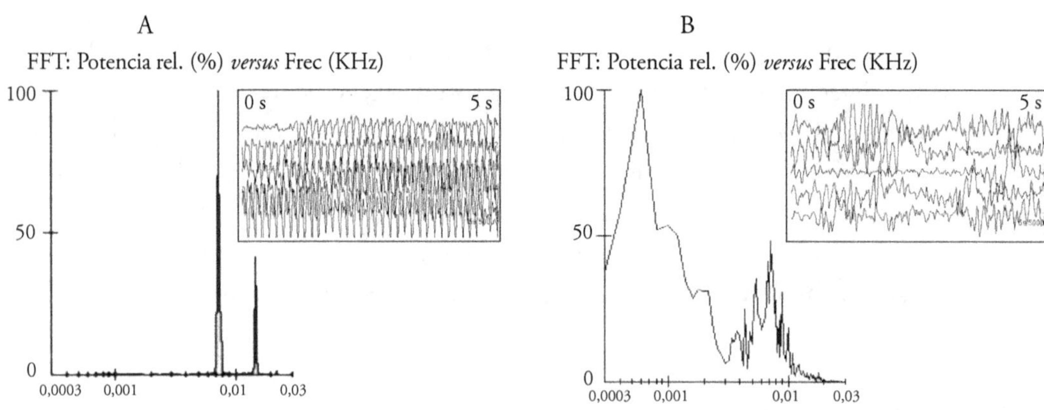

Figura 3.

Temblor psicógeno. A. Periodograma de la sAce mostrada en el recuadro, la cual fue obtenida en el dorso de los dedos de la mano derecha en reposo. Puede observarse un claro pico espectral de unos 7,5 Hz de frecuencia con características espectrales similares a las del temblor parkinsoniano. B. Registro obtenido en la mano derecha, manteniendo ésta en reposo y solicitando al paciente que ejecute movimientos alternantes con la mano izquierda a una frecuencia no relacionada con el temblor (recuadro). Puede observarse cómo desaparece la regularidad del movimiento de la mano derecha. El periodograma confirma la desaparición del pico espectral de 7,5 Hz.

un movimiento voluntario rítmico generalmente, flexo-extensión de la muñeca a unos 6-7 Hz de frecuencia. Los pacientes con temblor psicógeno mostraron un grado de coherencia significativo entre ambas sEMG, el cual se localizó en la frecuencia del movimiento voluntario, mientras que este fenómeno no se observó en los pacientes con temblor orgánico.

3.2.3　*Efecto de un movimiento balístico contralateral*

Kumru y cols. (2004)[10] observaron que en los pacientes con temblor psicógeno de la extremidad superior se producía una detención transitoria del temblor cuando realizaban un movimiento balístico con la extremidad contralateral. Por el contrario, los sujetos con temblor orgánico efectuaron este movimiento sin cambios apreciables en la ritmicidad del temblor. El movimiento elegido fue el presionar una tecla de ordenador al percibir la señal adecuada, es decir, un paradigma de tiempo de reacción simple.

3.2.4　*Características adicionales*

Otros rasgos electrofisiológicos que pueden ayudar en la distinción entre un temblor psicógeno y un temblor orgánico son:[2]

- Demostración de un cierto grado de coactivación de los músculos antagonistas en el nivel de la articulación con temblor. Por ejemplo, extensores y flexores de la muñeca.

- Aumento de la amplitud del temblor al aplicar un peso a la extremidad. Este fenómeno es detectable a través de un aumento de la potencia del pico espectral, asociado en la condición de carga de la extremidad.

- Las salvas de corta duración de actividad EMG (entre 80-100 ms) son más propias de un temblor orgánico que psicógeno.

- Las frecuencias de temblor superiores a 11 Hz son indicativas de un temblor de naturaleza orgánica.

3.3 *Temblor de acción de la enfermedad de Parkinson (EP)*

Aunque el temblor característico de la EP –en el sentido de que sólo éste se considera como un criterio diagnóstico positivo– es el temblor de reposo, diversos tipos de temblor de acción –generalmente postural, pero en ocasiones también cinético o intencional– pueden presentarse en esta enfermedad.[3,4,13] En algunas series clínicas, la prevalencia de temblor de acción se sitúa en torno al 80-90 % de los pacientes con EP.[13]

En la declaración de consenso sobre el temblor de la Movement Disorders Society se estableció la siguiente clasificación sobre el temblor de la EP, que sigue vigente en la actualidad.[3] Se asume que «temblor parkinsoniano» es todo aquél que se da en un paciente con EP diagnosticada a través de los criterios del Banco de Cerebros, por lo que debe estar presente, necesariamente, la bradicinesia.[3]

3.3.1 *Tipo I: temblor de reposo y temblor de acción de la misma frecuencia*

Corresponde al temblor parkinsoniano clásico de reposo, asociado o no a un temblor postural o cinético de la misma frecuencia. El temblor de reposo de la EP se caracteriza por una frecuencia de entre 4 y 6 Hz, aunque el límite superior no está bien definido, ya que al inicio de la enfermedad se pueden registrar frecuencias de hasta unos 9 Hz. El patrón de activación muestra típicamente salvas alternantes entre agonistas y antagonistas (véase la figura 2).[4]

El temblor de acción que presentan estos pacientes tiene, por definición, una frecuencia que no difiere en más de 1,5 Hz de la del temblor de reposo.[3] Típicamente aparece a los pocos segundos del inicio del movimiento.[4] La mayoría de pacientes muestran el patrón alternante de activación entre agonistas y antagonistas característico, aunque algunos autores[13] también han observado un patrón sincrónico. Se considera una continuación del temblor de reposo en la condición postural o de acción. Es el tipo más frecuente de temblor de acción observable en la EP.[4]

3.3.2 *Tipo II: temblor de reposo y de acción de frecuencia diferente*

En este tipo, las frecuencias del temblor de reposo y del temblor de acción difieren en más de 1,5 Hz; este último es más rápido que el de reposo y con una frecuencia no armónicamente relacionada.[3,4] Aunque esta diferencia de frecuencia puede ser clínicamente observable, es más fácil de demostrar a través del estudio neurofisiológico. La exploración instrumental también revela que el patrón de activación de este temblor es el característico del TE, con salvas sincrónicas entre agonistas y antagonistas.[4,13] Es una forma infrecuente de temblor (< 15 % de las personas con EP) y puede ser el síntoma inicial en algunos pacientes.[4]

3.3.3   *Tipo III: temblor de acción aislado*

Supone el tipo menos frecuente de temblor. Desde el punto de vista electrofisiológico puede ser indistinguible del temblor fisiológico exagerado.[4]

3.4   *Temblor ortostático*

Es probablemente el tipo de temblor en el que la exploración neurofisiológica tiene un papel más importante en el diagnóstico, ya que la elevada frecuencia del temblor y la inespecificidad de los síntomas que genera hacen que la naturaleza tremórica de la clínica sea difícil de reconocer sin una ayuda instrumental.[4]

Por lo general, el paciente con temblor ortostático consulta por dolor, inestabilidad o inseguridad en las extremidades inferiores que aparece al ponerse en pie y que desaparece, o se alivia sensiblemente, al caminar o sentarse. Rara vez la queja principal es el temblor. La exploración neurológica, generalmente, no descubre un temblor visible aunque éste, en ocasiones, puede palparse o auscultarse con un fonendoscopio en el cuádriceps o en los gemelos.[4]

Los hallazgos electrofisiológicos son muy característicos: existencia de un temblor de frecuencia entre 13 y 18 Hz, fundamentalmente en las extremidades inferiores, que aparece al ponerse en pie y desaparece al sentarse o adoptar la posición de decúbito (véase la figura 4). En las formas graves, el temblor se ha registrado en la musculatura axial, en la de las extremidades superiores o, incluso, en músculos craneales.[4]

Es probable que el término «ortostático» no sea del todo correcto para definir este tipo de temblor, ya que éste desaparece si el sujeto en bipedestación es suspendido en el aire por un arnés (véase la figura 4 C) y puede ser generado por la contracción isométrica de la musculatura de las extremidades superiores e inferiores, independientemente de si el paciente está de pie o tendido.[1] El temblor se caracteriza por la elevada coherencia que existe entre todos los músculos que participan de él (véase la figura 4 A). Esto ha sugerido que existe un único generador neural que determina el patrón de contracción rítmica.[4] Este hecho contrasta con el temblor parkinsoniano

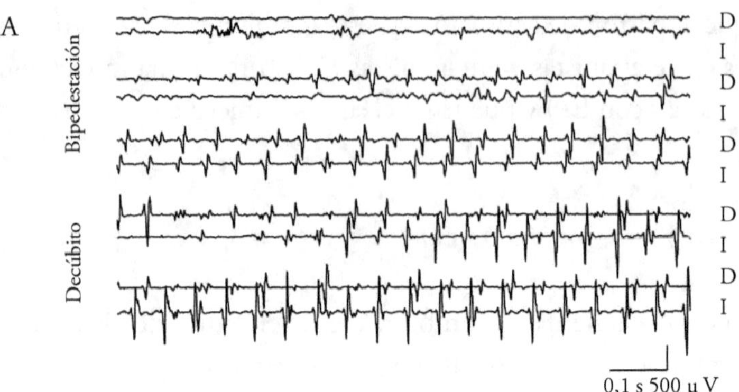

Figura 4 A. Temblor ortostático. sEMG obtenida, simultáneamente, en ambos cuádriceps. Puede apreciarse claramente como al ponerse en pie aparece un temblor de - 18 Hz de frecuencia (cada trazado corresponde a 1 s), el cual muestra una elevada coherencia entre ambos músculos.

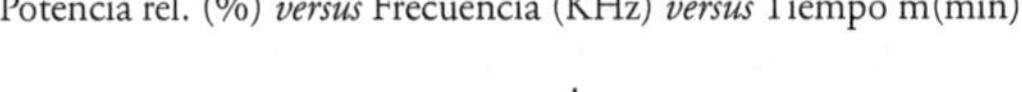

Potencia rel. (%) *versus* Frecuencia (KHz) *versus* Tiempo m(min)

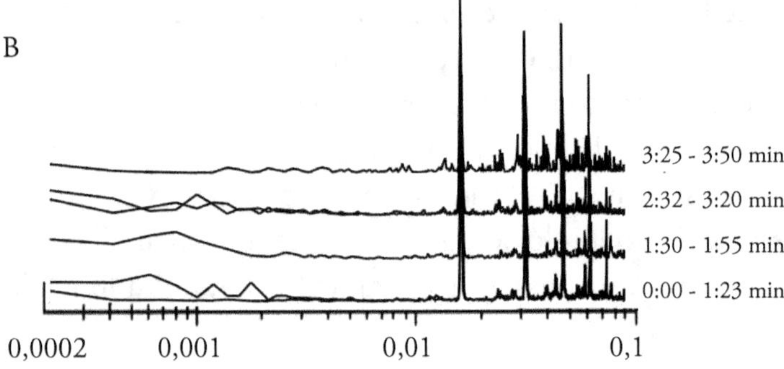

Figura 4 B. Periodogramas obtenidos a intervalos regulares, durante casi 4 minutos de registro en bipedestación de la sEMG del cuádriceps derecho, mostrando la regularidad en la frecuencia y morfología de las descargas.

o el TE, en los cuales, como se ha comentado con anterioridad, existe por lo general una diferencia en la frecuencia del temblor –y, por lo tanto, una escasa coherencia– entre los diferentes segmentos corporales afectados.[15]

Se ha descrito la presentación en algunos pacientes, tanto de forma primaria como asociada a diversas enfermedades neurológicas, de una forma de temblor ortostático lento, caracterizado por salvas de 70 a 120 ms duración a una frecuencia < 12 Hz. La coherencia del temblor entre músculos homólogos en una y otra extremidad es significativa aunque con valores mucho menores que en el caso del temblor ortostático clásico.[26]

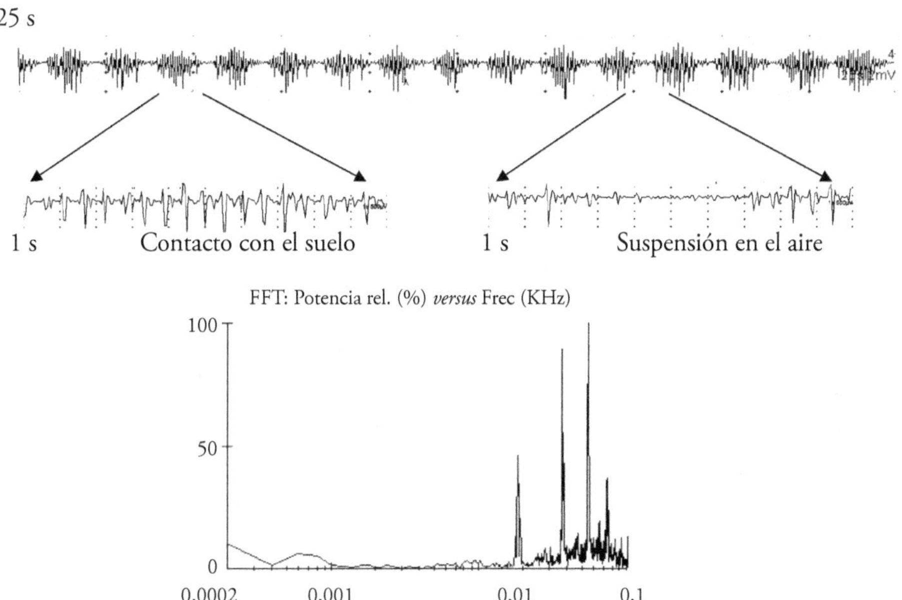

Figura 4 C. sEMG del cuádriceps derecho, obtenido mientras se simulaba la acción de caminar sin desplazarse del mismo lugar. 1. En los trazados expandidos se muestra cómo al contactar con el suelo, es visible el temblor en el cuádriceps, el cual desaparece cuando la extremidad se encuentra suspendida en el aire. 2. El periodograma durante esta maniobra es idéntico al obtenido durante la bipedestación.

3.5 Distinción entre mioclonías arrítmicas (asterixis o minipolimioclonías) y temblor

Por lo general, las mioclonías arrítmicas no se confunden con el temblor. No obstante, dos tipos particulares de ellas que afectan a las manos –la asterixis y las minipolimioclonías– pueden malinterpretarse en ocasiones como un temblor de acción o un temblor de reposo, respectivamente.

La asterixis se ha caracterizado como una mioclonía negativa, ya que en el registro polimiográfico se observan pausas de duración variable (hasta por encima de los 200 ms) en la actividad EMG de los músculos del antebrazo, las cuales coinciden con el movimiento de descenso de la extremidad, registrado por el acelerómetro. El análisis espectral tanto de la sAce como de la sEMG no mostrará un pico bien definido de potencia, lo que confirma el carácter arrítmico del movimiento.[4]

Con el término «minipolimioclonías» se hace referencia a movimientos intermitentes e irregulares de los dedos y de las manos de poca amplitud, presentes en reposo y, frecuentemente, acentuados por la acción. El término fue introducido por Spiro (1971)[19] como un fenómeno observable en la atrofia muscular espinal y, por lo tanto, de origen «periférico», pero puede tener también un origen cortical.[27] En estos casos, su etiología se puede superponer a la del «temblor cortical». La electromiografía de superficie muestra salvas irregulares de activación sincrónica de los músculos agonistas y antagonistas de 10 a 50 ms de duración y a una frecuencia aproximada de entre 1 y 12 Hz (véase la figura 5 A). Estas salvas pueden afectar también a otros músculos de la misma extremidad, y en muchos pacientes con minipolimioclonías de origen cortical puede observarse la activación sincrónica de los músculos homólogos en ambas extremidades superiores. El carácter arrítmico de las salvas, constatable en el análisis directo de la sEMG (véase la figura 5 A) o mediante el análisis de Fourier (véase la figura 5 B), distingue las minipolimioclonías del temblor. En las de origen cortical, este hecho puede demostrarse a través de la promediación retrógrada de la señal EEG, la cual evidenciará un potencial cortical precediendo a la contracción muscular (ver apartado siguiente).[27]

3.6 *Diagnóstico del temblor cortical*

Las mioclonías de origen cortical pueden expresarse clínicamente como un «temblor» postural o de acción que en ocasiones puede ser confundido como un TE. Esta forma fenotípica se reconoció, especialmente, tras el trabajo de Ikeda y cols. (1990),[9] los cuales propusieron el nombre de «temblor cortical» para describir a dos pacientes con un temblor de acción (postural y, también desencadenado por un acto motor) de 9 Hz de frecuencia asociado a evidencia electrofisiológica de mioclonías corticales. La conclusión de estos autores fue que se trataba de una variante de mioclonías rítmicas de origen cortical acción-inducidas. Actualmente, se considera que estos pacientes, así como otras familias japonesas y no japonesas, presentan una patología denominada «epilepsia, mioclonías y temblor cortical autosómico dominante» (EMTAU), cuya base genética es heterogénea y no está bien definida.[20] Las mioclonías corticales rítmicas pueden presentarse en otras formas de epilepsia, como el síndrome de Angelman o el síndrome de Lenox-Gastaux, en la enfermedad celíaca, como consecuencia de lesiones estructurales corticales focales o de forma idiopática.[8] En estos pacientes, así como en otros con clínica de mioclonías de acción sin temblor, la contracción muscular isométrica, como la generada al presionar simultáneamente el dedo pulgar y anular, uno contra otro, puede generar un movimiento involuntario estereotipado rítmico de origen cortical.[23]

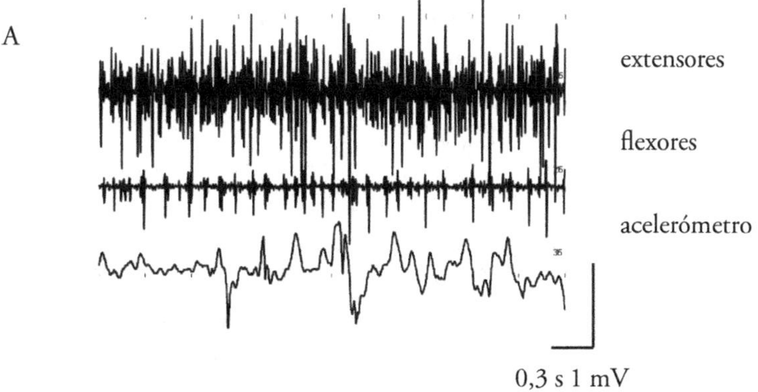

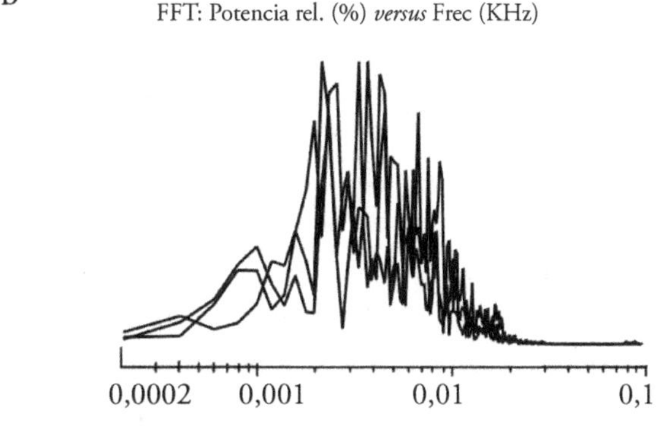

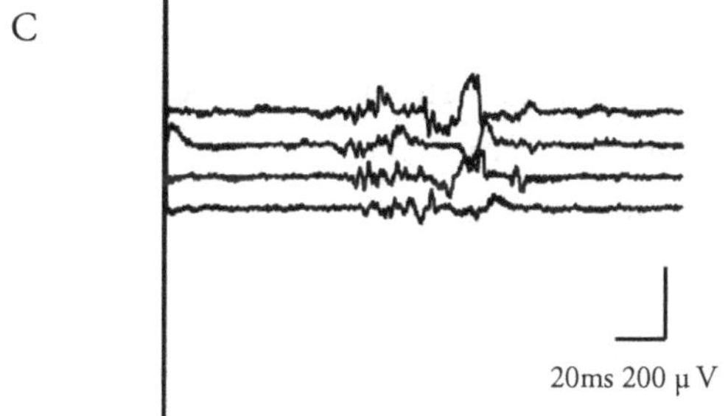

Figura 5.

Minipolimioclonías. A. Registro simultaneo de la sEMG de la musculatura extensora y flexora de la mano, así como de la sAce (dorso de los dedos), durante la extensión contragravedad. Pueden apreciarse las salvas irregulares, especialmente visibles en los flexores, de activación muscular y el trazado acelerométrico completamente arrítmico, distinguiendo este movimiento de un auténtico temblor. Los trazados corresponden a 3 s de registro. B. Periodogramas sucesivos de la sAce, los cuales confirman la naturaleza arrítmica del movimiento al no mostrar un pico espectral. C. Mioclonías reflejas (reflejo C) obtenidas en el abductor corto del pulgar a los 70 ms aproximadamente de estimular el dedo II con electrodos de anillas. Este hallazgo sugiere un origen cortical de las minipolimioclonías.

El EMG de superficie, registrado en los músculos flexo-extensores de la mano, generalmente muestra la presencia de salvas sincrónicas breves –de unos 30 a 60 ms de duración, aproximadamente– de activación de agonistas y antagonistas, con una frecuencia variable para cada paciente de entre 9 y 18 Hz.[23] El grado de ritmicidad es variable. En muchos pacientes con EMTAU u otras causas de de mioclonías de origen cortical, la descarga es, de hecho, arrítmica.[8,20] El registro de la sEMG y su posterior análisis espectral muestra con claridad que no se trata de un autentico temblor, lo que permite realizar el diagnóstico diferencial entre mioclonías repetitivas y temblor (ver apartado anterior).

El origen cortical de esta forma de mioclonías puede demostrarse mediante la técnica clásica de la promediación retrograda de la señal electroencefalográfica, con la utilización de la salva electromiográfica como marcador del período a promediar de forma retrógrada.[23] La presencia de un potencial cortical que precede a ésta demuestra el origen cortical del «temblor» tanto el postural como el que puede ser inducido por la contracción isométrica. Este potencial se localiza en el hemisferio contralateral en la mayoría de los pacientes, aunque también puede registrarse en la línea media.[23] Algunos pacientes presentan un potencial somatosensorial gigante (nervio mediano) y de un reflejo C –mioclonía refleja desencadenada por el estímulo eléctrico– en el abductor corto del pulgar tras la estimulación del nervio mediano en la muñeca (véase la figura 5 C).[23]

Estudios recientes ha hallado que los pacientes con mioclonías rítmicas de origen cortical muestran una coherencia significativa entre la sEMG y la señal EEG contralateral registrada simultáneamente, así como entre la sEMG registrada simultáneamente en dos músculos ipsilaterales de la extremidad superior.[8,25] El estudio de la coherencia podría ofrecer ventajas técnicas sobre la promediación retrógrada en el objetivo de demostrar un origen cortical de las mioclonías.[8,25]

3.7 *Diagnóstico del temblor distónico*

En la declaración de consenso de la Movement Disorders Society se define temblor distónico como: «Aquel temblor presente en una parte del cuerpo afecta de distonía».[3] El estudio neurofisiológico puede ser útil en el reconocimiento de este tipo de temblor, el cual se suele infravalorar o diagnosticar de manera errónea.

- En el temblor cefálico distónico –a diferencia del temblor cefálico esencial– el registro polimiográfico de los músculos esternocleidomastoideo, trapecio y esplenio de forma bilateral, muestra la ausencia de la normal inhibición recíproca de los músculos antagonistas durante la ejecución de movimientos voluntarios de rotación de la cabeza.[11] En los pacientes con distonía, la participación en el temblor de los músculos del cuello es mayor que en el TE.[24] Por último, la intensidad del temblor distónico puede reducirse mediante el llamado gesto antagonista. Este efecto es visible en el registro poligráfico o, de forma cuantitativa, mediante el análisis de Fourier de la sAce obtenida en la cabeza.[11]

- El estudio de la coherencia entre músculos que participan del temblor y músculos de otra extremidad, la cual está realizando de forma voluntaria una acción rítmica, puede ayudar en el diagnóstico diferencial entre temblor distónico y temblor psicógeno. En el primer caso no existe una coherencia significativa, lo que indica que el sujeto puede mantener ritmos distintos en diferentes extremidades.[12]

Bibliografía

1. Boroojerdi B, Ferbert A, Foltys H, Kosinski CM, Noth J, Schwarz M. Evidence for a non-orthostatic origin of orthostatic tremor. J Neurol Neurosurg Psychiatry. 1999; 66: 284-8.

2. Brown P, Thompson PD. Electrophysiological aids to the diagnosis of psychogenic jerks, spasms, and tremor. Mov Disord. 2001; 16 (4): 595-9.

3. Deuschl G, Bain P, Brin M, Ad Hoc Scientific Committee. Consensus statement of the Movement Disorder Society on Tremor. Mov Disord. 1998; 13 (Suppl 3): 2-23.

4. Deuschl G, Volkmann J, Raethjen J. Diagnóstico diferencial, fisiopatología y tratamiento de los temblores. En: Tolosa E, Jankovic J, eds. Enfermedad de Parkinson y trastornos del movimiento. 5.ª edición (en español). Barcelona: Lippincott, Williams & Wilkins, 2007; 298-320.

5. Elble RJ. Characteristics of physiologic tremor in young and elderly adults. Clin Neurophysiol. 2003; 114: 624-35.

6. Gironell A, Kulisevsky J, Pascual-Sedano B, Barbanoj M. Routine neurophysiologic tremor analysis as a diagnostic tool for essential tremor: a prospective study. J Clin Neurophysiol. 2004; 21: 446-50.

7. Gresty M, Buckwell D. Spectral analysis of tremor: understanding the results. J Neurol Neurosurg Psychiatry. 1990; 53: 976-81.

8. Grosse P, Guerrini R, Parmeggiani L, Bonanni P, Pogosyan A, Brown P. Abnormal corticomuscular and intermuscular coupling in high-frequency rhythmic myoclonus. Brain. 2003; 126: 326-42.

9. Ikeda A, Kakigi R, Funai N, Neshige R, Kuroda Y, Shibasaki H. Cortical tremor: a variant of cortical reflex myoclonus. Neurology. 1990; 40:1.561-5.

10. Kumru H, Valls-Solé J, Valldeoriola F, Martí MJ, Sanegre MT, Tolosa E. Transient arrest of psychogenic tremor induced by contralateral ballistic movements. Neurosci Lett. 2004; 370: 135-9.

11. Masuhr F, Wissel J, Müller J, Scholz U, Poewe W. Quantification of sensory trick impact on tremor amplitude and frequency in 60 patients with head tremor. Mov Disord. 2000; 15 (5): 960-4.

12. McAuley J, Rothwell J. Identification of psychogenic, dystonic, and other organic tremors by a coherence entrainment test. Mov Disord. 2004; 19 (3): 253-67.

13. Milanov I. Clinical and electromyographic examinations of parkinsonian tremor. Parkinsonism Relat Disord. 2000; 6 (4): 229-35.

14. Miralles F, Tarongí S, Espino A. Quantification of the drawing of an Archimedes spiral through the analysis of its digitized picture. J Neurosci Methods. 2006; 152 (1-2): 18-31.

15. O'Suilleabhain PE, Matsumoto JY. Time-frequency analysis of tremors. Brain. 1998; 121: 2.127-134.

16. Raethjen J, Lauk M, Köster B, Fietzek U, Friege L, Timmer J *et al.* Tremor analysis in two normal cohorts. Clin Neurophysiol. 2004; 115: 2.151-6.

17. Raethjen J, Govindan RB, Muthuraman M, Kopper F, Volkmann J, Deuschl G. Cortical correlates of the basic and first harmonic frequency of Parkinsonian tremor. Clin Neurophysiol. 2009; 120:1.866-72.

18. Smith SW. The scientist and engineer's guide to digital signal processing. Accesible en http://www.dspguide.com. Ultimo acceso: 13 de julio de 2011.

19. Spiro AJ. Minipolymyoclonus: a neglected sign in childhood spinal muscular atrophy. Neurology (Minneap). 1970; 20:1.124-6.

20. Striano P, Zara F, Striano S. Autosomal dominant cortical tremor, myoclonus and epilepsy: many syndromes, one phenotype. Acta Neurol Scand. 2005; 111: 211-7.

21. Timmer J, Lauk M, Deuschl G. Quantitative analysis of tremor time series. Electroenceph Clin Neurophysiol. 1996; 101: 461-8.

22. Timmer J, Lauk M, Häußlers S, Radt V, Köster B, Hellwig B *et al.* Cross-spectral analysis of tremor time-series. Int J Bifurc Chaos. 2000; 10: 2.595-610. Accesible en http://webber.physik.uni-freiburg.de/~jeti. Último acceso: 17 de julio 2011.

23. Toro C, Pascual-Leone A, Deuschl G, Tate E,

Prazantelli MR, Hallet M. Cortical tremor. A common manifestation of cortical myoclonus. Neurology. 1993; 43: 2.346-53.

24. Valls-Solé J, Tolosa ES, Nobbe F, Diéguez E, Muñoz E, Sanz P *et al.* Neurophysiological investigations in patients with head tremor. Mov Disord. 1997; 12 (4): 576-84.

25. Van Rootselaar A-F, Maurits NM, Koelman JHTM, Van der Hoeven JH, Bour LJ, Leenders KL *et al.* Coherence analysis differenciates between cortical myoclonic tremor and essential tremor. Mov Disord.2006; 21 (2): 215-22.

26. Williams ER, Jones RE, Baker SN, Baker MR. Slow orthostatic tremor can persist when walking backward. Mov Disord. 2010; 25 (6): 795-7.

27. Wilkins DE, Hallett M, Erba G. Primary generalised epileptic myoclonus: a frequent manifestation of minipolymyoclonus of central origin. J Neurol Neurosurg Psychiatry. 1985; 48: 506-16.

Capítulo 6

Neuroimagen y temblor

B. Gómez-Ansón

Unitat de Neurorradiologia
Hospital de la Santa Creu i Sant Pau
Barcelona

Dirección para correspondencia
Dra. Beatriz Gómez-Ansón
bgomeza@santpau.cat

1 Introducción

Las técnicas de neuroimagen han contribuido de manera notable a facilitar los avances médicos durante las últimas décadas. Así ha ocurrido, especialmente, en las enfermedades neurológicas, entre las que destacan las patologías neurodegenerativas y los trastornos que cursan con temblor. Desde el punto de vista clínico, existen diversos tipos de temblor, que tienen muchas causas. En términos generales, la clasificación del temblor hoy en día sigue siendo fenotípica. Así, los cuadros de temblor se definen como posturales, de reposo, de movimiento, intencionales, o una combinación de todos ellos, que además, se puede acompañar de la presencia otra sintomatología neurológica. Los avances en el conocimiento clínico de estos trastornos han posibilitado una mejor caracterización, y así, un diagnóstico más precoz. No obstante, los mecanismos fisiopatológicos que subyacen a los diferentes cuadros clínicos de temblor son, hoy en día, poco conocidos. Los trastornos que cursan con temblor, y especialmente los neurodegenerativos, tienen, no obstante, una gran relevancia sociosanitaria, dada su prevalencia; pero, sobre todo, por la necesidad creciente de recursos que genera el cuidado de estos pacientes, debido al envejecimiento progresivo de la población en el mundo, y sobre todo, en los países desarrollados.

Con el descubrimiento de los rayos X, comenzó la aplicación de las técnicas de imagen para el diagnóstico médico. Posteriormente fueron los ultrasonidos, y más tarde ha sido la aplicación de los campos magnéticos y de las ondas de radiofrecuencia, que son las bases de la resonancia magnética (RM), uno de los factores que más ha revolucionado el campo del diagnóstico por imagen en el campo de la medicina. Durante las últimas décadas, además de los numerosos desarrollos tecnológicos, ha sido la introducción de los radiofármacos, y de las técnicas funcionales de medicina nuclear (imagen molecular), lo que también ha contribuido de manera muy notable a la imagen médica; y una de las áreas donde, posiblemente, ésta ha tenido más relevancia ha sido la de las enfermedades neurológicas y neuroquirúrgicas, de modo que ha surgido un campo de conocimiento, el de la neurorradiología (o neuroimagen) que se ha constituido en una disciplina aparte. Esta área de conocimiento ha demostrado, claramente, su utilidad durante las últimas décadas de forma muy relevante en los trastornos neurodegenerativos.

En este capítulo pretendemos resumir los conocimientos más relevantes que existen en la actualidad en cuanto a la utilización de las técnicas de neuroimagen en varios de los trastornos que cursan con temblor. Para ello se describen los hallazgos más característicos en las distintas técnicas, en lo relativo a los trastornos más prevalentes, así como otros menos frecuentes y, tal vez, más interesantes para el lector, al ser menos conocidos. Se hace referencia, de este modo, a las contribuciones más notables de las distintas técnicas de neurorradiología a la actividad clínica asistencial, relacionada con pacientes con temblor, pero también a conocimientos relevantes que han surgido de la investigación. Por último, se mencionan algunos retos de futuro y necesidades en el campo de la neuroimagen y las enfermedades con temblor y, sobre todo, de las neurodegenerativas.

Los trastornos a los que nos referiremos son, fundamentalmente, la enfermedad de Parkinson (EP), los parkinsonismos atípicos y las degeneraciones cerebelosas. También mencionaremos las enfermedades sistémicas que cursan con temblor, como los trastornos metabólicos, las enfermedades priónicas y los cuadros de origen vascular. Por último nos centraremos en el temblor esencial (TE), que es el trastorno del movimiento mas común en adultos, y la causa más frecuente de temblor.[1] Las técnicas de neuroimagen no solamente tienen una aplicación diagnóstica en muchos de estos trastornos, sino también terapéutica. El desarrollo de la neurocirugía funcional y de técnicas de estimulación cerebral profunda para el tratamiento de muchos de estos cuadros clínicos con temblor ha sido posible, entre otros factores, gracias al avance en las técnicas de neuroimagen, como veremos al final de este capítulo.

2   Desarrollo

2.1   Técnicas de neuroimagen

Dentro de esta monografía, nos referiremos fundamentalmente a las técnicas de resonancia magnética (RM), y a las de medicina nuclear (SPECT, PET), pues son éstas las que tienen aplicación clínica actual e interés en las enfermedades neurodegenerativas que cursan con temblor. Así pues, no nos referiremos apenas a la tomografía axial computadorizada (TAC), basada en la radiación ionizante (rayos X), que permite obtener imágenes en dos planos del cerebro, y cuya utilidad fundamental es la de excluir la patología tratable en un paciente con temblor, como puede ser un tumor o un infarto. No obstante, y aunque la TAC puede y suele utilizarse en estos pacientes de forma exclusivista, de ella puede extraerse alguna información útil (como la presencia de infartos de vaso mediano, de afectación de sustancia blanca cerebral por enfermedad vascular de pequeño vaso, o el patrón de pérdida de volumen cerebral, o atrofia), que ayuda a realizar un diagnóstico más preciso.

Las técnicas de RM se basan en la aplicación de la interacción entre campos magnéticos y ondas de radiofrecuencia, a diferencia de la TAC, que se basa en la radiación ionizante. La RM es tremendamente versátil y permite obtener estudios muy diferentes, tanto anatómicos como funcionales. Pero, en general, la RM se caracteriza por aportar una gran resolución espacial y de contraste, en comparación con la TAC. Dentro de las técnicas anatómicas destaca la RM estructural, que utiliza secuencias especiales que permiten diferenciar, muy bien, entre la sustancia gris y blanca y, así, visualizar y estudiar estructuras relevantes en los pacientes con temblor, como los ganglios de la base, estructuras mesencefálicas como la sustancia *nigra*, o el cerebelo (véase la figura 1).

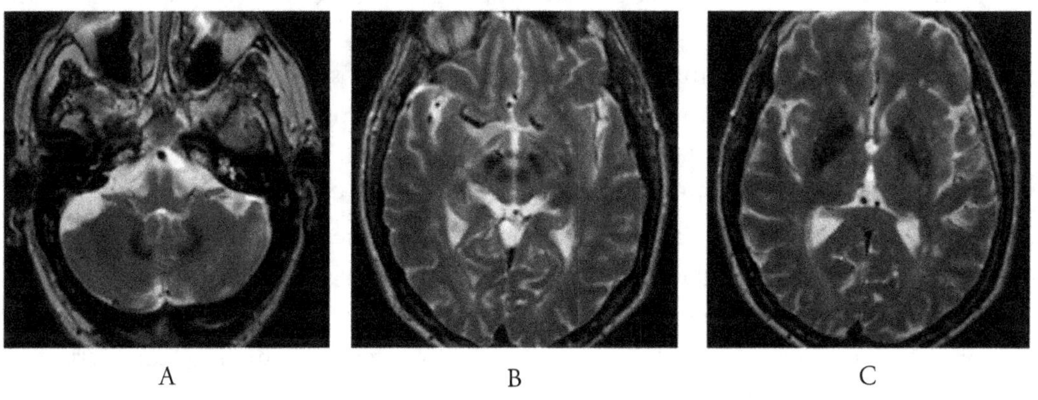

A   B   C

Figura 1.

Estructuras anatómicas relevantes para el estudio de pacientes con temblor:

a) Cerebelo;
b) Sustancia nigra;
c) Ganglios basales y tálamo.

Los estudios de la anatomía patológica macroscópica post mórtem y el conocimiento histopatológico son claves para comprender los hallazgos en neuroimagen que presentan los pacientes *in vivo*. Así, en términos generales, los estudios de bancos de tejidos neurológicos en cerebros post mórtem de estos pacientes han puesto de manifiesto que hay una pérdida de volumen cerebral (entre otras estructuras), o atrofia, que suele tener un patrón de afectación característico, lo que sugiere una vulnerabilidad selectiva de determinadas zonas cerebrales como veremos a continuación. Estas alteraciones son esenciales, por lo tanto, para entender los hallazgos en neuroimagen que presentan los pacientes.

El segundo gran grupo de técnicas de RM son las llamadas funcionales, donde encontramos las técnicas de difusión, la espectroscopia por RM, o la RM funcional propiamente dicha. Las técnicas de difusión permiten detectar y cuantificar el movimiento de agua en el cerebro, que puede estar facilitado o restringido, en función de la estructura concreta y de la presencia de un proceso patológico. Con la explotación de este fenómeno se pueden realizar aproximaciones para visualizar los tractos de sustancia blanca cerebral, lo que es la base de la técnica de difusión tensorial. Además, se puede cuantificar la posible alteración de la facilidad del movimiento del agua en estructuras cerebrales que están afectas. Así, se sabe que la atrofia de estas estructuras, cuyo correlator histológico es la pérdida neuronal, resulta en una mayor facilidad del movimiento del agua en estas zonas concretas del sistema nervioso central, lo que puede ser útil para el diagnóstico más preciso de estos procesos, como veremos a continuación; por ejemplo, en la sustancia negra y en la EP.

A diferencia de la anterior, la espectroscopia por RM es una técnica que permite detectar y cuantificar sustancias clave en el metabolismo cerebral, y que pueden estar alteradas en determinados compartimentos celulares y en los diferentes procesos patológicos. Mediante espectroscopia, obtenemos *displays* gráficos –espectros– que muestran estas sustancias (metabolitos), y la altura de sus picos está directamente relacionada con la concentración de estos metabolitos. Uno de estos, por ejemplo, es el N-acetil-aspartato, sustancia intracelular relacionada con la integridad neuronal, que, si está alterada, indica un proceso de disfunción/muerte celular.

Por último, la RM funcional se basa en explotar fenómenos de oxigenación del cerebro, y en estudiarlos en situaciones de reposo cerebral, o bien de una actividad concreta –motora, sensitiva o cognitiva–. Con la actividad cerebral tienen lugar fenómenos de activación neuronal, que necesitan de una mayor oxigenación cerebral. Estos fenómenos son focales y más notorios en zonas cerebrales concretas, lo que permite caracterizar patrones típicos de activación, que pueden estar alterados en enfermedades concretas, o en estadios diferentes de un mismo trastorno, aspecto que resulta útil para el diagnóstico preciso y precoz de los pacientes.

Un gran segundo grupo de técnicas, también funcionales, lo constituyen las de medicina nuclear, el SPECT o el PET. Tanto el PET como el SPECT se pueden utilizar con ligandos radiomarcados específicos que permiten detectar y cuantificar niveles de neurotransmisores y su distribución, así como la densidad y actividad de receptores o transportadores. Ambas técnicas son muy sensibles y revelan alteraciones patofisiológicas cerebrales antes de que tengan lugar las alteraciones estructurales que se visualizan con RM. Ha surgido, de este modo, el campo de la «imagen molecular», que posibilita profundizar en la base molecular de los trastornos. Los radiofármacos más habituales son el 11C y la 18F.

El SPECT es una técnica que permite estudiar la perfusión cerebral, al administrar un trazador sanguíneo, como el 99mTc-HMPAO. El PET con 18F-fluorodeoxiglucosa (18F-FDG) permite detectar y se fija en aquellas zonas cerebrales que tienen una mayor demanda metabólica de glucosa. En pacientes con enfermedades neurodegenerativas concretas puede existir un patrón característico de alteración de la perfusión cerebral y de la demanda metabólica, capaz de ayudar a su diagnóstico mas preciso. Así, en pacientes con trastornos neurodegenerativos suele existir una disminución del metabolismo en zonas concretas, debido a la disfunción/daño celular de estas zonas, lo que permite, de nuevo, detectar patrones de afectación que son útiles para el diagnóstico. Entre los ligandos más utilizados para el estudio de algunos de los trastornos neurodegenerativos que cursan con temblor destacan los antagonistas del receptor D2 de dopamina o los utilizados para monitorizar el propio transportador de dopamina (DAT), que son de utilidad para el estudio de los pacientes con temblor y EP.[2]

En mi opinión, durante los últimos años tal vez hayan sido dos los avances que más han contribuido al desarrollo y aplicación de la neuroimagen en pacientes con trastornos neurodegenerativos. En primer lugar, el desarrollo de técnicas de *software* automatizadas para el posprocesado permite una aproximación más cuantitativa a la afectación cerebral de estos pacientes. Así, hoy en día disponemos de técnicas de *software* concretas que, por ejemplo, permiten detectar y cuantificar el adelgazamiento cortical o la alteración de la morfología del hipocampo (véase la figura 2). En segundo lugar, es el desarrollo de técnicas híbridas o de fusión, como el PET-TAC, o el PET-RM, que unen la información funcional a la anatómica, lo que ha permitido el avance de la neuroimagen en estos trastornos, y lo hará aún más en un futuro cercano.

Por último, es importante resaltar que la importancia de las técnicas de neuroimagen en pacientes con trastornos neurodegenerativos ha acaecido en dos grandes áreas. En primer lugar, en las aplicaciones de la práctica asistencial, lo que incluye su mejor caracterización, así como el diagnóstico precoz, diferencial y evolutivo. En segundo

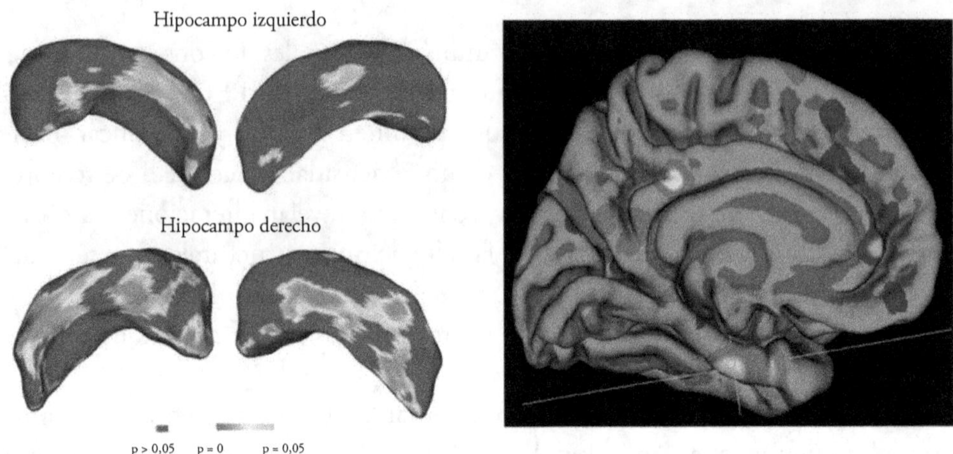

Figura 2.

Técnicas de postprocesado en RM: a) Morfología hipocampal; b) Grosor cortical.

lugar, y no claramente independizable, en la utilidad para proporcionar marcadores surrogados de eventual respuesta terapéutica y pronóstica, campo de desarrollo muy importante, que es imprescindible para el desarrollo de terapias eficaces.

2.2 *Enfermedad de Parkinson (EP)*

Éste es uno de los trastornos mas frecuentes con temblor, que se acompaña de acinesia, rigidez y trastornos posturales. El hallazgo anatomo-patológico característico es la pérdida de las neuronas que contienen neuromelanina, además de gliosis y formación de inclusiones intracelulares que son los cuerpos de Lewy en la *pars compacta*, el *locus ceruleus*, y el núcleo dorsal del vago. Las alteraciones clínicas aparecen cuando se han lesionado, aproximadamente, un 80 % de las neuronas de la sustancia *nigra*. También existe cierta afectación del *cortex*, y no es infrecuente encontrar cambios neuropatológicos semejantes a los de la enfermedad de Alzheimer en estos pacientes.

Algunos de los hallazgos más comunes en RM en la EP consisten en una disminución de la altura de la *pars compacta* de la sustancia *nigra*, aunque este hallazgo es inespecífico, pues se ha visto en pacientes sin EP y en pacientes con otros trastornos neurodegenerativos extrapiramidales.[3] Además, en algunos casos, puede verse una hiperseñal en imágenes potenciadas en T2 en la sustancia *nigra*, que podría relacionarse con la gliosis secundaria a la pérdida celular en estas zonas. Recientemente, gracias a los desarrollos de la RM de alto campo y de secuencias de gradiente, se ha mejorado la visualización de la sustancia *nigra*. Así, estudios recientes han demostrado una optimización en la visualización de las diferentes partes del sistema dopaminérgico en el mesencéfalo, lo que incluye las subpartes de la sustancia *nigra, in vivo* en sujetos sanos con aparatos de RM de 7 Teslas.[4] Además se han descrito hiperintensidades de señal en la sustancia blanca periventricular y subcortical, aunque estos hallazgos son inespecíficos. Se ha debatido la presencia de atrofia cerebral en RM en pacientes con EP, aunque parece que se debe a la degeneración de las proyecciones dopaminérgicas *nigromesocorticales* que terminan en la región medial de los lóbulos frontales. El estudio de las alteraciones corticales en pacientes con EP tiene especial interés en aquéllos que tienen disfunción cognitiva y demencia.

En cuanto a las técnicas funcionales, los estudios difieren en sus resultados; y es que unos han demostrado que no hay alteraciones en el núcleo lenticular en pacientes con EP; mientras que otros obtienen resultados contrarios. La difusión tensorial mediante RM ha demostrado una alteración en la integridad neuronal en la sustancia *nigra* y, especialmente, en la región caudal, en pacientes con EP *de novo*, no tratados y comparados con controles.[5] Este estudio abre el campo para determinar si la DTI por RM puede ser de utilidad en el seguimiento terapéutico de los pacientes con EP, y en proporcionar marcadores pronósticos. La ventaja de esta técnica frente a las de imagen molecular, como veremos a continuación, es que es no-invasiva, no conlleva radiación ionizante y es más barata.

La EP se caracteriza por pérdida severa de neuronas *nigroestriatales*, lo que resulta en un déficit del neurotransmisor dopamina. Se han desarrollado, así, varios radiomarcadores para valorar la integridad/disfunción de las terminales dopaminérgicas en los pacientes con EP. En primer lugar, la actividad de recambio de dopamina se puede cuantificar mediante 18F-FDOPA y PET. La captación de 18F-FDOPA refleja la densidad del plexo terminal de axones y la actividad de la AADC, que es la enzima responsable de la conversión de 18F-FDOPA a 18F-dopamina. DAT es un complejo proteínico, localizado en las terminales dopaminérgicas presinápticas, que remueve neurotransmisores monoaminérgicos del espacio sináptico, y es un marcador de la integridad de las proyecciones *nigroestriatales*. Se han desarrollado, así, varios ligandos de PET y SPECT para medir la disponibilidad de DAT. En términos generales, estos ligandos permiten diferenciar a los pacientes con EP temprana de controles con una sensibilidad y especificidad de aproximadamente el 90 %.[6]

También se han desarrollado radiofármacos con SPECT, como 123-I-IBZM con PET, para determinar receptores postsinápticos dopaminérgicos, aunque en el momento actual, el PET con 11C-raclopride es el método más preciso para la cuantificación de los receptores D2 de dopamina.[6] Mediante DAT se puede diferenciar la EP idiopática de otros síndromes parkinsonianos, como el vascular. Así, en la EP hay una disminución de la captación presináptica en el estriado en DAT, algo que no ocurre en el parkinsonismo vascular. Es, posiblemente, la combinación de los marcadores pre con los postsinápticos, lo que proporciona una mayor información en cuanto a la integridad del sistema dopaminérgico en pacientes con EP, pues permite su diferenciación con los parkinsonismos atípicos. Mientras que en la EP existe una disminución de la captación de DAT en el estriado, debido a la pérdida de proyecciones nigroestriatales, los receptores D2 postsinápticos están normales o incluso aumentados *(«upregulation»)*. Por el contrario, los pacientes con un tipo de parkinsonismo atípico, la atrofia multisistémica, tienen disminución de la captación de DAT y de los receptores de dopamina. No obstante, en casos más evolucionados de EP, la actividad de los receptores estriatales de dopamina D2 vuelve a ser normal o, incluso, disminuye, lo que hace más difícil la diferenciación entre EP y controles, o con parkinsonismos.[6] Además, la variabilidad genética que existe en la EP con, aproximadamente un 20 % de los pacientes con mutaciones, contribuye a la heterogeneidad de los patrones que se visualizan en pruebas de imagen molecular.[6]

2.3   *Parkinsonismos atípicos*

Dentro de este grupo de trastornos, se incluyen, fundamentalmente: la atrofia multisistémica, la parálisis supranuclear progresiva y la degeneración córtico-basal. Todos pueden cursar con temblor, en mayor o menor frecuencia, y con diferentes características fenotípicas.

2.3.1   *Atrofia multisistémica (AMS)*

Se trata de un trastorno neurodegenerativo, progresivo y esporádico, que se caracteriza por diversos signos parkinsonianos, disautonómicos, piramidales o cerebelosos. Desde el punto de vista fenotípico, existe una gran variabilidad, pero se han descrito dos grandes grupos de pacientes: aquéllos en los que el parkinsonismo es dominante (que son un 80 % de los casos), y aquéllos cuya sintomatología más relevante es la ataxia cerebelosa. En conjunto, hasta un 29 % de los pacientes tiene temblor, aunque sólo un porcentaje inferior al 10 % tiene temblor de reposo. En estudios de anatomía patológica post mórtem, se observa una afectación del estriado, cerebelo, sustancia *nigra*, núcleos de la protuberancia, oliva inferior y sistema nervioso autónomo.[7]

En casos de AMS, variante parkinsoniana, la RM convencional muestra atrofia putaminal e hiposeñal en imágenes potenciadas en T2, que traduce el alto contenido de gránulos de lipofucsina con alto contenido férrico. También se suele observar atrofia y adelgazamiento de la *pars compacta* de la sustancia *nigra*, y una banda de hiperintensidad de señal en el margen lateral del putamen en imágenes potenciadas en T2, que parece relacionarse con el grado de severidad de la rigidez. Los estudios de correlación histopatológica muestran pérdida celular, desmielinización y aumento de líquido cefalorraquídeo en el margen lateral del putamen. Este hallazgo se ha propuesto en el diagnóstico diferencial entre EP y AMS y se incluye, entre otros hallazgos, dentro de los criterios de consenso más recientes para el diagnóstico de la atrofia multisistémica. Los estudios más recientes demuestran la utilidad de las técnicas de difusión tensorial por RM en la AMS, al demostrar alteraciones putaminales indicativas de disfunción/muerte neuronal, así como el valor de estudios de imagen molecular (SPECT y PET) en esta entidad y, específicamente, en la diferenciación con EP idiopática.[8]

En las formas clínicas de variante cerebelosa de AMS, los pacientes muestran, característicamente en la histopatología, atrofia de la protuberancia, de los pedúnculos cerebelosos medios y hemisferios cerebelosos, donde existe pérdida neuronal, desmielinización y gliosis. Los estudios de RM muestran, así, pérdida de volumen de las olivas inferiores, del bulbo, de la protuberancia, del vermis y de los hemisferios cerebelosos. Además, existe una hiperseñal en imágenes potenciadas en T2 en las fibras transversas de la protuberancia y del *brachium pontis*, mientras que no se observan alteraciones en los tractos piramidales, o en los pedúnculos cerebelosos superiores e inferiores. También pueden existir alteraciones en RM que se han descrito en la variante parkinsoniana de la AMS, como el halo de hiperintensidad putaminal en imágenes potenciadas en T2 y, de hecho, en muchos pacientes, las alteraciones se superponen.

2.3.2 *Parálisis supranuclear progresiva (PSP)*

Este trastorno, que puede cursar con temblor, además de sintomatología más característica como la oftalmoplejía internuclear, rigidez del cuello y parkinsonismo, se caracteriza, en estudios de anatomía patológica, por atrofia, con pérdida neuronal y gliosis de núcleos mesencefálicos, como la sustancia *nigra*, la sustancia gris periacueductal, el núcleo rojo, y los tubérculos cuadrigéminos superiores; así como por afectación del pálido, núcleo subtalámico de Luys, *locus ceruleus*, tegmento pontino, núcleos del rafe y astas anteriores medulares, con pérdida neuronal y ovillos neurofibrilares intracelulares.

Los estudios de RM muestran, característicamente, atrofia marcada del mesencéfalo, sobre todo a nivel tectal. También puede observarse un adelgazamiento de la *pars compacta* de la sustancia *nigra*, así como una hiperintensidad en la sustancia gris periacueductal, una disminución de la señal en el núcleo pálido y en la *pars compacta* de la sustancia *nigra*.[9]

2.3.3 Degeneración córtico-basal (DCB)

Aparte de las características fenotípicas de este trastorno, como son la distonía focal, la apraxia ideomotora, y un síndrome rígido-acinético, los pacientes con DCB pueden tener temblor. Aunque el temblor de reposo es muy infrecuente, puede existir un temblor postural o de acción, hasta en un 48 % de los casos. En la mayoría de los pacientes, las técnicas de TAC y RM muestran hallazgos característicos, diferentes del envejecimiento normal y, así, anormales. Destaca entre ellos la atrofia cortical asimétrica parietal o fronto-parietal, o atrofia parietal bilateral, pero de predominio en el hemisferio cerebral contralateral a las extremidades afectas.[10] Además, la RM, que tiene una mayor resolución de contraste, permite visualizar en algunos de estos casos, alteración de la señal en imágenes potenciadas en T2 en el núcleo lentiforme, incluyendo el pálido y el putamen, así como alteraciones morfológicas en estos ganglios de la base, en forma de atrofia, así como dilatación ventricular secundaria.[11] El SPECT muestra, de forma similar a la RM, una disminución de la perfusión frontoparietal, contralateral al lado afecto. En PET con 18F-fluorodopa, se observa una hipocaptación en caudado, putamen, y tálamo, así como un hipometabolismo cortical asimétrico, parietal, al igual que se observa en RM, aunque también puede existir hipometabolismo frontal y temporal.[12] Estas características son algo diferentes de las que se observan en la EP, en la que el hipometabolismo es menor en el putamen. No obstante, los patrones de afectación que se observan en la degeneración córtico-basal varían según el grado de afectación y el tiempo de evolución de la enfermedad, como en todos los trastornos neurodegenerativos.

2.4 *Degeneraciones cerebelosas*

Son numerosos los trastornos degenerativos cerebelosos, en su mayoría con carácter hereditario, que pueden cursar con ataxia y, también, temblor. Aunque éste es un grupo heterogéneo de trastornos, con variabilidad fenotípica y genotípica y, en la mayoría de los casos, existe historia familiar, el reconocimiento crece en cuadros de inicio tardío, como veremos a continuación en el caso del síndrome de ataxia-temblor, asociado a premutación del cromosoma X-frágil. La RM ha ayudado tremendamente a reconocer muchos de estos trastornos, aunque la variabilidad en los hallazgos en RM convencional también es grande.

En términos generales, la RM muestra pérdida de volumen en el cerebelo, que puede afectar en mayor o menor grado al vermis o a los hemisferios cerebelosos; muestra, asimismo, hiperseñal en estructuras como los pedúnculos cerebelosos medios (de forma similar a lo que se observa en la AMS), o en la protuberancia.[13] Las degeneraciones cerebelosas hereditarias pueden clasificarse en autosómicas dominantes, recesivas, mitocondriales y asociadas al cromosoma X. A continuación, dedicaremos más atención al síndrome de ataxia-temblor asociado a premutación del cromosoma X-frágil, por ser de más frecuente reconocimiento y, probablemente, de mayor interés para el lector.

2.4.1 *Síndrome de ataxia-temblor asociado a cromosoma X frágil (FXTAS)*

El síndrome de ataxia-temblor asociado al cromosoma frágil (FXTAS) es un trastorno neurodegenerativo, descrito recientemente, que ocurre en portadores de la premutación en el gen FMR1 del cromosoma X.[14] Este trastorno ocurre tardíamente en la vida, fundamentalmente, en varones que tienen una expansión anómala del triplete CGG (55-200 repeticiones), que es lo que se considera una premutación. El FXTAS es, por lo tanto, un trastorno neurodegenerativo, relacionado con uno del neurodesarrollo, que es el que tiene lugar en el síndrome de cromosoma X frágil, es decir, en los portadores de la mutación completa, que tienen retraso mental severo. Resulta interesante que no todos los portadores de la premutación desarrollan FXTAS y se desconoce cuáles lo harán a lo largo de su vida y cuándo.

El FXTAS se describió originariamente en hombres mayores de 50 años con un cuadro clínico de temblor intencional progresivo y ataxia cerebelosa.[14] La RM convencional mostró alteraciones típicas en estos pacientes, que incluyen las hiperintensidades en la sustancia blanca cerebral y en los pedúnculos cerebelosos medios.[15] Otros hallazgos típicos en RM incluyen pérdida de volumen cerebelosa, de la protuberancia, y cerebral.[16] Estos hallazgos en RM sirvieron para definir criterios clínicos y neurorradiológicos diagnósticos en el FXTAS tanto mayores (hiperintensidades en pedúnculos cerebelosos medios y en sustancia blanca cerebral), como menores (atrofia cerebral y cerebelosa).[16]

Hay estudios neuropatológicos que ponen de manifiesto la presencia de inclusiones intranucleares en neuronas y astrocitos en el *cortex* y en los núcleos cerebelosos en pacientes con FXTAS. También se sabe que hay alteraciones en la sustancia blanca cerebral (astrogliosis), en el *cortex* cerebral y en la médula espinal (inclusiones intranucleares), que parecen estar relacionadas con el número de repeticiones del triplete, que se ha propuesto como un marcador de la enfermedad. No se dispone de evidencia histopatológica de cerebros de portadores asintomáticos de la premutación que no hayan desarrollado aún el síndrome, lo que ayudaría a comprender los mecanismos patogénicos que subyacen al proceso neurodegenerativo de disfunción neuronal y glial en los pacientes con FXTAS.

Diversos investigadores han estudiado la penetrancia del FXTAS entre los portadores de premutación, que ha demostrado ser alta en varones; así, se ha propuesto que el *screening* de varones adultos con ataxia de reciente comienzo y temblor incluya la premutación en el gen FMR1. Así, un estudio de nuestro grupo, que utiliza los criterios descritos previamente para el FXTAS[16] en pacientes adultos con ataxia, reveló una prevalencia de entre 1,15 % en varones, y 3 en mujeres.[17] De forma similar, en nuestra población, se sabe que la prevalencia del FXTAS es de un 1,6 % entre adultos con trastornos del movimiento, que resultan ser negativos en un *screening* de EH.[18] Estos estudios demuestran la importancia que tiene el reconocimiento precoz de las alteraciones típicas en RM del FXTAS, así como la utilidad de la RM convencional como método adicional de *screening* de la premutación en adultos con ataxia de inicio tardío. No obstante, los signos radiológicos descritos como típicos en el FXTAS, no son específicos y hay alteraciones como, por ejemplo, la variante cerebelosa de atrofia multisistémica, que también es causa de ataxia en adultos (suele aparecer este hallazgo en RM).

Conforme avanza la experiencia con portadores de la premutación, el espectro de las alteraciones clínicas, y también neurorradiológicas, aumenta, al igual que el de los factores que determinan o condicionan estas alteraciones. En este sentido, la severidad de la enfermedad, que puede estar relacionada con factores genéticos (como el número de tripletes), podría influir en los hallazgos en RM. En este sentido, se ha descrito que la disminución del volumen cerebeloso en RM estructural se correlaciona con el número de tripletes CGG, así como con el aumento del volumen ventricular y con las hiperintensidades de sustancia blanca cerebral.[19] Además, las mujeres con la premutación y el FXTAS parecen tener un fenotipo diferente, de forma que la frecuencia y relevancia de los hallazgos en RM parecen ser diferentes de los de varones. De hecho, se ha descrito que hay una menor pérdida del volumen cerebeloso y menor frecuencia de hiperintensidades de pedúnculos cerebelosos medios en mujeres con FXTAS, frente a los varones con el síndrome, y que estas alteraciones no se correlacionan con el número de tripletes, como ocurre en varones.[20] No obstante, la evidencia es más escasa acerca de la utilización de técnicas de posprocesado de RM estructural para el estudio de la disfunción cerebral en el FXTAS y en portadores asintomáticos de la premutación.

Las técnicas funcionales de RM, como la espectroscopia, apenas se han aplicado al estudio de la disfunción cerebral en el síndrome de la premutación asociado al FXTAS, aunque se han descrito alteraciones en la protuberancia de pacientes con FXTAS, que

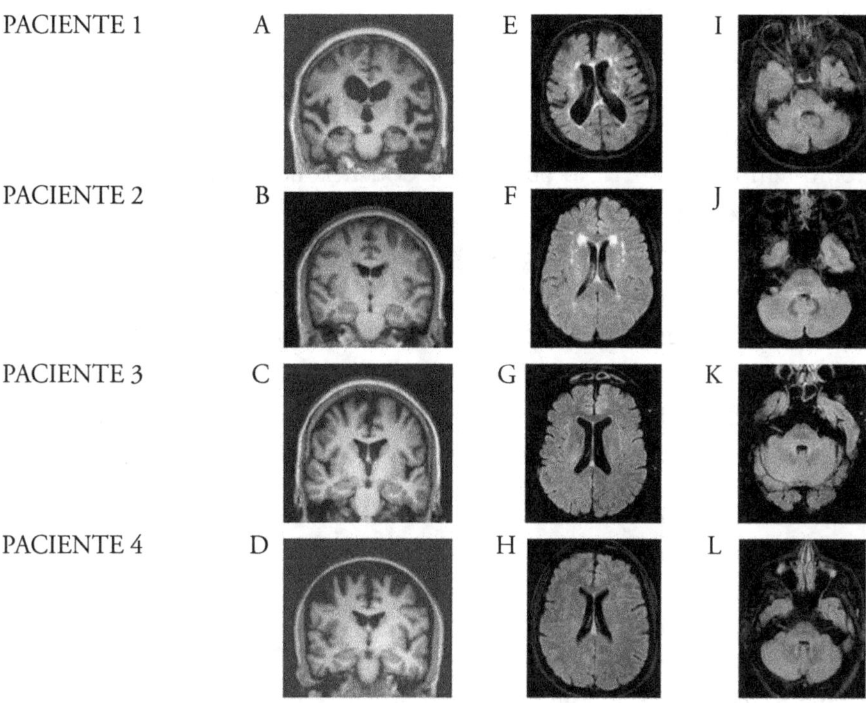

Figura 3.

Hallazgos característicos en RM en dos casos de transmisión madre-hija de FXTAS, y deterioro cognitivo en dos de ellos (pacientes 1 y 3, Neurology. 2010 Oct 12;75(15): 1370-6). Todas las pacientes tenían temblor intencional (Rodríguez-Revenga L, et al. Neurology. 2010 Oct 12;75(15):1370-6). Se muestran hallazgos típicos de FXTAS: a) Imagen coronal 3D de la paciente 1, que muestra atrofia frontal asimétrica, y temporal medial simétrica; b) Imagen axial FLAIR de la paciente 1, que muestra hiperintensidades de sustancia blanca; c) Imagen axial FLAIR de la paciente 1, que muestra atrofia cerebelosa y del tronco del encéfalo, con hiperintensidad de pedúnculos cerebelosos medios (más del D); d) Imagen coronal 3D de la paciente 2, que muestra discreta atrofia cerebral en regiones frontales, con preservación de los lóbulos temporales; e) Imagen axial FLAIR de la paciente 2, que muestra algunas hiperintensidades de sustancia blanca cerebral; f) Imagen axial FLAIR de la paciente 2, que muestra atrofia cerebelosa leve, y leve hiperintensidad de pedúnculos cerebelosos medios; g) Imagen coronal 3D de la paciente 3, que muestra atrofia frontal asimétrica; h) Imagen FLAIR axial de la paciente 3, que muestra la ausencia de hiperintensidades de sustancia blanca cerebral; i) Imagen axial FLAIR del paciente 3, que muestra leve atrofia cerebelosa y del tronco del encéfalo, sin hiperintensidades en pedúnculos cerebelosos medios o protuberancia; j) Imagen coronal 3D de la paciente 4, que muestra atrofia cerebral moderada en lóbulos frontales, con preservación de regiones temporales mediales; k) Imagen axial FLAIR de la paciente 4, que no muestra apenas hiperintensidades en la sustancia blanca cerebral; l) Imagen axial FLAIR de la paciente 4, que muestra atrofia cerebelosa leve, y leve hiperintensidad de pedúnculos cerebelosos medios.

tienen los hallazgos típicos, y que reflejan la disfunción neuronal,[21] así como en pedúnculos cerebelosos medios y que se correlacionan con un potencial trastorno metabólico, como es este síndrome.

La utilidad de las técnicas de neuroimagen en enfermedades neurodegenerativas se pone de manifiesto conforme aumenta el reconocimiento de alteraciones conductuales y cognitivas en pacientes con FXTAS que, eventualmente, puede llevar a la demencia. La disfunción cognitiva en el FXTAS, generalmente, ocurre en varones, tras una larga duración de alteraciones extrapiramidales, y el cuadro clínico es muy diferente del de una EA, y más similar al de la degeneración fronto-temporo-lobar.[22] No obstante, la evidencia de los hallazgos en RM en pacientes con FXTAS y demencia es más limitada, especialmente, en mujeres,[23] aunque en fechas recientes nuestro grupo ha descrito dos casos de transmisión madre-hija[24] con FXTAS y demencia. En estos dos casos, los patrones de alteraciones en RM convencional fueron más similares a los descritos en la degeneración fronto-temporo-lobar que en la EA. No obstante, la heterogeneidad en estos hallazgos neurorradiológicos es amplia, como ponen de manifiesto estos dos casos de mujeres con demencia, FXTAS, y transmisión madre-hija, en las que hemos descrito hiperintensidades de señal prominentes en la sustancia blanca cerebral en una de estas pacientes, y estando ausente en la otra (véase la figura 3).

2.5   Enfermedades sistémicas que cursan con temblor

2.5.1   Trastornos metabólicos: alcoholismo

Aunque el alcohol mejora el TE y algunas otras formas de temblor, también puede inducirlo en otras circunstancias, como es el la abstinencia alcohólica o el abuso crónico. En este último caso puede existir un temblor postural en miembros superiores y en otras partes del cuerpo. Igualmente, el alcoholismo produce degeneración cerebelosa, que también es causa de temblor.

La RM muestra hallazgos característicos en el alcoholismo crónico, como son la pérdida de volumen cerebeloso global, y más vermiano, así como cerebral. Además, los pacientes con alcoholismo crónico suelen tener hiperintensidades de sustancia blanca cerebral y ganglios basales (en relación con afectación vascular de pequeño vaso) y alteraciones de la señal en el cuerpo calloso, sobre todo en casos carenciales unidos al alcoholismo y en complicaciones como la encefalopatía de Wernicke, que muestra otras alteraciones en el sistema límbico y núcleos mamilares, que son características.

2.5.2 Trastornos metabólicos: hepatopatía crónica

Los pacientes con hepatopatía crónica pueden presentar diversas disfunciones neurológicas, más o menos manifiestas que, tradicionalmente, se han englobado dentro de los conceptos de encefalopatía hepática tanto clínica, como subclínica. Hoy se sabe que la disfunción de los ganglios de la base, pero también de la sustancia blanca y del *cortex* cerebral, así como de sus interconexiones está en la base de las alteraciones funcionales.

Así, entre los hallazgos característicos en la RM cerebral de estos pacientes se cuentan, además de las atrofias cerebelosa y cerebral más marcadas de lo esperable para la edad, las alteraciones de la señal en los ganglios de la base, fundamentalmente visibles como hiperseñales en imágenes potenciadas en T1.[25] Por otro lado, estudios recientes que utilizan técnicas de análisis más complejas que incluyen segmentación cerebral han demostrado una disminución de la densidad de sustancias gris y blanca en pacientes con enfermedad hepática crónica frente a controles pareados.[26] Estas alteraciones tienen, además, una focalidad y ocurren en zonas cerebrales concretas.

Hay diversos estudios que han detectado alteraciones metabólicas cerebrales mediante H-ERM[1] en el cerebro de pacientes con enfermedad hepática de larga evolución. En concreto, los estudios recientes han demostrado la existencia de alteraciones del mioinositol que se correlaciona con alteraciones electrolíticas, como la hiponatremia, importantes en el desencadenamiento y agravamiento de la encefalopatía hepática.[27] Parece así que el inositol pudiese ser como un potencial marcador en estos pacientes y ayudara a identificar a aquellos sujetos con un mayor riesgo de padecer encefalopatía hepática.

2.5.3 Enfermedades priónicas: encefalopatía de Creutzfeldt-Jakob

Esta entidad es de obligatoria notificación al ser transmisible; por lo tanto, su diagnóstico precoz y preciso es muy importante ante todo paciente con deterioro cognitivo, especialmente si éste ha sido rápido. La RM y las técnicas de difusión han demostrado ser, especialmente, útiles al respecto. Así, se han descrito como hallazgos característicos en estos pacientes las hiperintensidades de señal en los ganglios de la base, en tálamos (pulvinar) y corticales, con restricción de los coeficientes de difusión aparentes.[28] Existen diferentes patrones de afectación, según predomine la hiperseñal en ganglios de la base o cortical, y se desconoce cuáles son los factores causantes. En FDG-PET, se ha descrito un hipometabolismo en estas zonas, y también en el cerebelo.

2.5.4   *Cuadros de origen mesencefálico*

Diversas enfermedades pueden producir daño mesencefálico y un temblor característico, que es una combinación de temblor de reposo, postural y de acción. La etiología es variada, pero debida siempre a lesiones focales neurológicas en el tegmento mesencefálico que pueden ser vasculares, traumáticas, infecciosas, desmielinizantes, tumorales o secundarias a radioterapia sobre la región pineal. En casos severos se puede contemplar como alternativa terapéutica la talamotomía estereotáxica, o la estimulación del núcleo ventral intermedio del tálamo. La RM puede mostrar la lesión afectando el haz dentato-rubro-talámico, y puede haber hipocaptación de 18F-DOPA en el estriado.[29]

2.5.4.1   Temblor asociado a ictus y a traumatismo cráneo-encefálico

Cualquier ictus, isquémico o hemorrágico, puede producir temblor, que se asocia a la sintomatología del mismo, y puede ser de cualquier tipo. En general, el temblor es de aparición posterior al ictus, suele producirse en extremidades superiores, asimétrico y contralateral al ictus, aunque en casos de lesiones talámicas o cerebelosas suele ser bilateral. En estos casos, la neuroimagen muestra las lesiones isquémicas establecidas, que pueden tener un componente de hemorragia previa.

En cualquier TCE puede existir temblor y, de hecho, el temblor de reposo parkinsoniano es característico de la encefalopatía de los boxeadores. El temblor puede aparecer en los traumatismos leve-moderados, y sus mecanismos son desconocidos. Las técnicas de neuroimagen, y en especial la RM con secuencias de susceptibilidad, son útiles en el TCE, al poder mostrar lesiones en estructuras como el mesencéfalo, dentro del contexto de lesión axonal difusa por TCE, que han podido pasar desapercibidas y ser las causas del temblor de un paciente con TCE.

2.6   Temblor esencial (TE)

El TE es el trastorno del movimiento mas común en adultos, una de las entidades más frecuentemente vistas en consultas neurológicas y la causa más frecuente de temblor. El diagnóstico es clínico y ha pasado de considerarse un trastorno benigno y familiar a un grupo heterogéneo de enfermedades con causas y presentaciones clínicas diferentes.[1] No obstante, la fisiopatología del TE todavía no es totalmente conocida. Parece que existe una sobreactividad de las vías cerebelotalámicas, que puede ser debida a una disfunción de la inhibición central, mediada por GABA. Los estudios de anatomía patológica post mórtem no demuestran alteraciones específicas, aunque en histopatología existe pérdida de células de Purkinje en el cerebelo, alteraciones morfológicas de las restantes y gliosis.

La RM convencional no muestra alteraciones características en los pacientes con TE. No obstante, las técnicas de posprocesado más sofisticadas (como el análisis *voxel based morphometry*), que permiten detectar zonas cerebrales de pérdida de densidad de sustancia gris, han demostrado atrofia cerebral, fundamentalmente, del vermis anterior.[30] Estos hallazgos han sido replicados al utilizar otras técnicas de posprocesado de RM automatizadas, como el *Freesurfer*, que demuestran además, como las alteraciones son más llamativas en pacientes con TE en la cabeza.[31]

En cuanto a las técnicas de RM funcional en pacientes con TE, la evidencia es más limitada. Parece que en sujetos con temblor palatino, o *mioclonus* palatino, se ha observado activación putaminal bilateral en un caso, lo que sugiere la implicación del putamen en TE.[32] En algunas formas de este subtipo específico de TE, es decir, en las que se consideran formas sintomáticas de temblor palatino, se puede observar, además, hiperintensidad de señal e hipertrofia en los núcleos olivares.[33] Por otro lado, hay estudios de espectroscopia por RM que han demostrado alteraciones metabólicas indicativas de disfunción/pérdida neuronal en el tálamo contralateral al lado afecto en pacientes con TE de predominio en extremidades superiores.[34]

Los estudios de imagen funcional en TE son escasos, no obstante, hay evidencia de disfunción GABAérgica cerebelosa en pacientes con TE, demostrada mediante PET con 11C-flumazenil que marca específicamente los receptores centrales de GABA (véase la figura 4). Así, se ha demostrado una implicación del sistema de GABA en cerebelo, tálamo ventromedial y *cortex* lateral premotor en pacientes con TE, con la consecuente hiperreactividad de los circuitos cerebelotalámicos en pacientes con TE, frente a controles.[35] Esta hiperreactividad puede deberse o bien a una alteración funcional de los subtipos de receptores, o bien ser una consecuencia de un déficit local de GABA, y está de acuerdo con estudios previos con PET que han demostrado un hipermetabolismo en estas zonas en pacientes con TE.[35]

2.7 Neuroimagen en el tratamiento de pacientes con temblor

Las técnicas de neuroimagen, además de haber demostrado su utilidad en un diagnóstico más preciso de los trastornos que cursan con temblor, han resultado imprescindibles

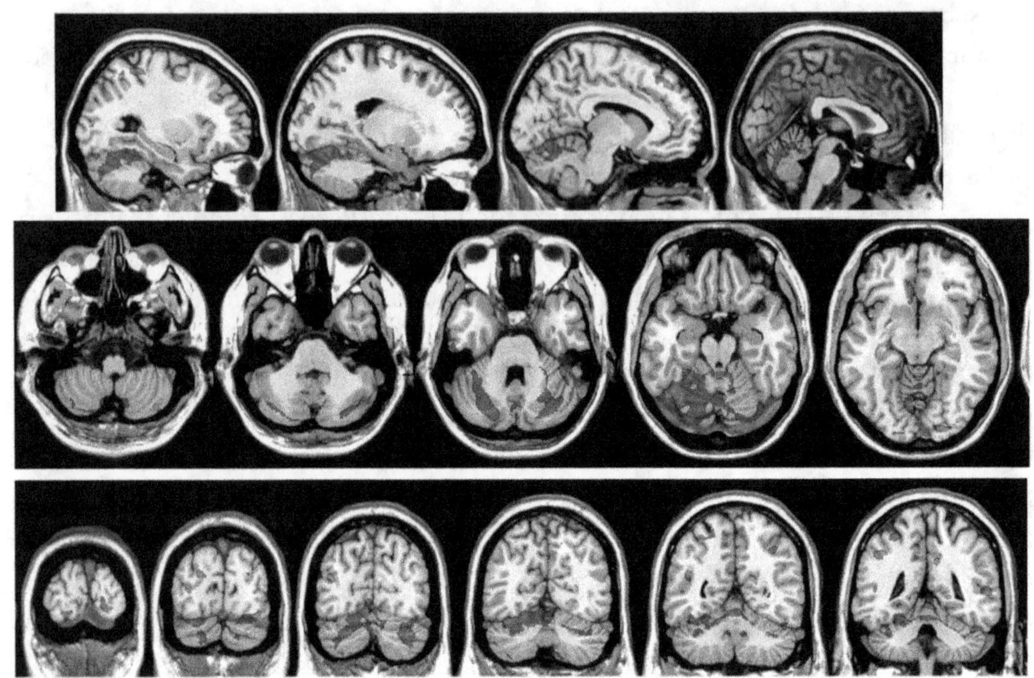

Figura 4.

*Alteraciones en PET y RM en pacientes con TE: estudio con 11C-flumazenil. Las zonas en rojo son
áreas con correlación significativa (p < 0,05) entre la captación de trazador, marcador
de actividad GABérgica, y la severidad clínica. Estudio de 12 pacientes. (Cortesía del Dr. A. Gironell.
Mov Disord 2011; in press.)*

para el desarrollo de técnicas de neurocirugía funcional y estimulación cerebral profunda en los pacientes con afectación severa, refractaria al tratamiento farmacológico. Éste es el caso de sujetos tanto con EP, como con TE o distonías.[1]

Gracias a la gran resolución espacial y de contraste de la RM, se han podido desarrollar protocolos de estudio cerebral prequirúrgicos, que permiten una visualización lo más precisa posible de las estructuras diana de estos procedimientos, o de sus límites anatómicos adyacentes. Éste es el caso de la estimulación del núcleo subtalámico para el tratamiento de la EP. Expresión máxima de esta utilidad es la incorporación de estudios de RM a técnicas de neuronavegación para localización en tiempo real, o de procedimientos invasivos bajo control de RM.[36] Estos desarrollos han sido posibles gracias a la mejora del aparataje médico. Estudios recientes demuestran, por ejemplo, las aplicaciones de la RM de alto campo, con 7 Teslas, y las técnicas de susceptibilidad magnética, para mejorar la visualización anatómica en la estimulación cerebral profunda, al proporcionar una mayor resolución de contraste de estructuras dentro de la sustancia gris, como son el tálamo, los ganglios de la base y las estructuras mesencefálicas, que son diana para la estimulación cerebral profunda.[37] Igualmente, la RM y las técnicas funcionales –como el PET y la espectroscopia por RM– parecen ser de utilidad para la guía de procedimientos terapéuticos sofisticados, como los implantes de células fetales, o bien para determinar la viabilidad de los mismos.[38] Además, la RM permite la detección precoz de eventuales complicaciones que pueden surgir tras la cirugía, por lo que resulta de indudable utilidad.

Asimismo, la imagen molecular con 18F-FDOPA se ha utilizado para el seguimiento de los pacientes en ensayos terapéuticos o con trasplantes de células embrionarias dopaminérgicas en el tratamiento de la EP,[39] así como en ensayos terapéuticos genéticos en EP.[40]

3   Conclusiones

La contribución de las técnicas de imagen al conocimiento de pacientes con temblor –y sobre todo, con patología neurodegenerativa– es creciente tanto estructural, como funcionalmente; y, especial importancia tiene la imagen molecular. Desde el punto de vista del diagnóstico, la neuroimagen contribuye a la caracterización más precisa de muchos de estos pacientes, y en especial, de aquéllos que presentan, además del temblor, otras alteraciones fenotípicas, como muchos de los cuadros de parkinsonismo. La neuroimagen y los desarrollos tecnológicos tanto en la adquisición, como en el posprocesado, y el desarrollo de ligandos específicos en imagen molecular, han permitido una mejor aproximación terapéutica a muchos de estos pacientes con técnicas de neurocirugía funcional y estimulación cerebral profunda.

Los retos para el futuro en estos trastornos son, todavía, muchos. Esperemos que el desarrollo tecnológico, la colaboración interdisciplinar, y las acciones colaborativas multicéntricas que permiten estudiar a un número mayor de pacientes, nos permitan aumentar el conocimiento en un futuro próximo, y que este conocimiento se traslade a un mejor cuidado de estos pacientes.

Bibliografía

1. Gironell A, Kulisevsky J. Diagnosis and management of essential tremor and dystonic tremor. Ther Adv Neurol Disord. 2009; 2 (4): 215-22.

2. Brooks DJ. Neuroimaging of movement disorders. En: Watts RL, Koller WC (Eds). Movement disorders. Neurologic principles and practice. Nueva York: McGraw-Hill, 1997; 31-48.

3. Huber SJ, Chakeres DW, Paulson GW, Khanna R. Magnetic resonance imaging in Parkinson's disease. Arch Neurol. 1990; 47: 735-7.

4. Eapen M, Zald DH, Gatenby JC, Ding Z, Gore JC. Using high-resolution MR Imaging at 7T to evaluate the anatomy of the midbrain dopaminergin system. Am J Neuroradiol. 2011 April; 32 (4): 688-94.

5. Vaillancourt DE, Spraker MB, Prodoehl JP, Corcos ADM, Zhou XJ, Comella CL et al. High-resolution diffusion tensor imaging in the substantia nigra of de novo Parkinson disease. Neurology. 2009; 72:1.378-84.

6. Shen LH, Tseng YC, Liao MH, Fu YK. The role of molecular imaging in the diagnosis and management of neuropsychiatric disorders. Journal of Biomedicine and Biotechnology. 2011: 439.397. Publicado en línea el 22 de marzo de 2011.

7. Kaufmann H. Multiple system atrophy. Curr Opni Neurol. 1998; 11: 351-5.

8. Gilman S. Functional imaging with positron emission tomography in multiple system atrophy. J Neural Transm. 2005; 112:1.647–55.

9. Savoiardo M, Girotti F, Strada L, Ciceri E. Magnetic resonance imaging in progressive suplanuclear palsy and other parkinsonian disorders. J Neural trans. 1994; 42 (Suppl): 93-110.

10. Savoiardo M, Girotti F, Strada L, Ciceri E. Magnetic resonance imaging in progressive suplanuclear palsy and other parkinsonian disorders. J Neural trans. 1994; 42 (Suppl): 93-110.

11. Tokumaru AM, Oüchi T, Kuru Y, Maki T, Murayama S, Horichi Y. Corticobasal degeneration: MR with histopathologic comparison. Am J Neuroradiol. 1996; 17:1.849-52.

12. Sawle GV, Brooks DJ, Marsden CD, Frackowiack RS. Corticobasal degeneration. A unique pattern of regional oxygen hypometabolism and striatal fluorodopa uptake demonstrated by positron emission tomography. Brain. 1991; 114: 541-56.

13. Ormerod IE, Harding, AE, Miller DH, Johnson G, MacManus D, Du Boulay EP et al. Magnetic resonance imaging in degenerative ataxic disorders. J Neurol Neurosurg Psychiatry. 1994; 57 (1): 51-7.

14. Hagerman RJ, Leehey M, Heinrichs W, Tassone F, Wilson R, Hills J et al. Intention tremor, parkinsonism, and generalized brain atrophy in male carriers of fragile X. Neurology. 2001; 57: 127-30.

15. Brunberg J, Jacquemont S, Hagerman RJ, Berry-Kravis EM, Gringsby J, Leehey M et al. Fragile X premutation carriers: characteristic MR imaging findings in adult male patients with progressive cerebellar and cognitive dysfunction. Am J Neurol Radiol. 2002; 23:1.757-66.

16. Jacquemont S, Hagerman RJ, Leehy M, Gringsby J, Zhang L, Brunberg JA et al. Fragile X premutation tremor/ataxia syndrome: molecular, clinical, and neuroimaging correlates. Am J Hum Genet. 2003; 72: 869-78.

17. Rodríguez-Revenga L, Gómez-Ansón B, Muñoz E, Jiménez D, Santos M, Tintoré M et al. FXTAS in spanish patients with ataxia: support for female FMR1 premutation screening. Mol Neurobiol. 2007; 35 (3): 324-8.

18. Rodríguez-Revenga L, Santos MM, Sánchez A, Pujol M, Gómez-Anson B, Badenas C. Screening for FXTAS in 95 Spanish patients negative for Huntington disease. Genet Testing. 2008; 12 (1):135-8.

19. Cohen S, Masyn K, Adams J, Hessl D, Rivera S, Tassone F et al. Molecular and imaging correlates of the fragile X-associated tremor/ataxia syndrome. Neurology. 2006; 67:1.426-31.

20. Adams JS, Adams PE, Nguyen D, Brunberg JA, Tassone F, Zhang W et al. Volumetric

brain changes in females with fragile X-associated tremor/ataxia syndrome (FXTAS). Neurology. 2007; 28; 69 (9): 851-9.

21. Ginestroni A, Guerrini L, Della Nave R, Tessa C, Cellini E, Dotti MT *et al.* Morphometry and 1H-MR Spectroscopy of the brain stem and cerebellum in three patients with fragile X-associated tremor/ataxia syndrome. AJNR. 2007; 28: 486-8.

22. Bourgeois JA, Coffey SM, Rivera SM, Hessl D, Gane LW, Tassone F *et al.* A review of fragile X premutation disorders: expanding the psychiatric perspective. J Clin Psychiatry. 2009; 70: 852-62.

23. Karmon Y, Gadoth N. Fragile X associated tremor/ataxia syndrome (FXTAS) with dementia in a female harbouring FMR1 premutation. J Neurol Neurosurg Psychiatry. 2008; 79: 738-9.

24. Rodríguez-Revenga L, Pagonabarraga J, Gómez-Ansón B, López-Mourelo O, Madrigal I, Xunclà M *et al.* Motor and mental dysfunction in mother-daughter transmitted FXTAS. Neurology. 2010 Oct 12; 75 (15):1.370-6.

25. Pujol J, Kulisevsky J, Moreno A, Deus J, Alonso J, Balanzo J *et al.* Neurospectroscopic alterations and globus pallidus hyperintensity as related magnetic resonance markers of reversible hepatic encephalopathy. Neurology 1996; 47:1.526-30 FXTAS. Neurology. 2010 Oct 12; 75 (15):1.370-6.

26. Testa C, Gómez-Ansón B, Gins P, Torre A, Alayrach E, Frisoni G. Brain changes in cirrhosis: A voxel based morphometry study. Proceedings of the 11th Annual Meeting of the Organization for Human Brain Mapping; 2005. Abstract No. 475.

27. Restuccia T, Gómez-Ansón B, Guevara M, Alessandria C, Torre A, Alayrach ME *et al.* Effects of dilutional hyponatremia on brain organic osmolytes and water content in patients with cirrhosis. A Magnetic Resonance Study. Hepatology. 2004; 39 (6):1.613-22.

28. Hyare H, Thornton J, Stevens J, Mead S, Rudge P, Collinge J *et al.* . High-b-value diffusion MR imaging and basal nuclei apparent diffusion coefficient measurements in variant and sporadic Creutzfeldt-Jakob disease. AJNR Am J Neuroradiol. 2010 Mar; 31 (3): 521-6.

29. Remy P, De Redondo A, Defer G, Loc'h C, Amarenco P, Planté-Bordeneuve V *et al.* Peduncular rubral tremor and dopaminergic denervation: A PET study. Neurology. 1995; 45: 472-7.

30. Quattrone A, Cerasa A, Messina D, Nicoletti G, Hagberg GE, Lemieux L *et al.* Essential head tremor is associated with cerebellar vermis atrophy: a volumetric and voxel-based morphometry MRI study. AJNR Am J Neuroradiol. 2008; 29:1.692–7.

31. Cerasa A, Messina D, Nicoletti G, Novellino F, Lanza P, Condino F *et al.* Cerebellar atrophy in essential tremor using an automated segmentation method. AJNR Am J Neuroradiol. 2009 Jun; 30 (6):1.240-3.

32. Haller S, Winkler DT, Gobbi C, Lyrer P, Wetzel SG, Steck Aj. Prominent activation of the putamen during essential palatal tremor: a functional MR imaging case study. AJNR Am J Neuroradiol. 2006 Jun-Jul; 27 (6):1.272-4.

33. Goyal M, Versnick E, Tuite P, Saint Cyra J, Kucharczyka W, Montanera W *et al.* Hypertrophic olivary degeneration: metaanalysis of the temporal evolution of MR findings. AJNR Am J Neuroradiol. 2000; 21:1.073-7.

34. Kendi AT, Tan FU, Kendi M, Erdal HH, Tellioglu S. Magnetic resonance spectroscopy of the thalamus in essential tremor patients. J Neuroimaging. 2005 Oct; 15 (4): 362-6.

35. Boecker H, Weindl A, Brooks DJ, Ceballos-Baumann AO, Liedtke C, Miederer M *et al.* GABAergic dysfunction in essential tremor: an 11C-Flumazenil PET study. J Nucl Med. 2010; 51:1.030-5.

36. Starr PA, Martin AJ, Ostrem JL, Talke P, Levesquw N, Larson PS. Subthalamic nucleus deep brain stimulator placement using high-field interventional magnetic resonance imaging and a skull-mounted aiming device: technique and application accuracy. J Neursurg. 2010; 112 (3): 479-90.

37. Abosch A, Yacoub E, Ugubil K, Harel N. An assessment of current brain targets for deep brain stimulation surgery with susceptibility-weighted iamgign at 7T. Neurosurgery. 2010; 67 (6):1.745-56.

38. Tabbal S, Fahn S, Frucht S. Fetal tissue transplantation in Parkinson's disease. Curr Opin Neurol. 1998; 11: 341-9.

39. A. Antonini. Imaging for early differential diagnosis of parkinsonism. The Lancet Neurology. 2010, vol. 9, no. 2; 130-1.

40. Muramatsu SI, Fujimoto KI, Kato S, Mizukami H, Asari S, Ikeguchi K *et al.* A phase I study of aromatic L-amino acid decarboxylase gene therapy for Parkinson's disease. Molecular Therapy. 2010, vol. 18:1.731-5.

Capítulo 7

Tratamiento farmacológico del temblor

A. GIRONELL

Unitat de Trastorns del Moviment
Servei de Neurologia
Hospital de la Santa Creu i Sant Pau
Barcelona

Dirección de correspondencia
Dr. Alexandre Gironell
agironell@santpau.cat

1 Introducción

A pesar de la prevalencia de este síntoma neurológico, las opciones de terapia farmacológica del temblor son bastante limitadas.[1,2] Si bien existen ejemplos aislados de fármacos que consiguen unos resultados espectaculares con mejorías superiores al 90 %, en la gran mayoría de enfermedades con temblor, los resultados de las terapias farmacológicas disponibles son muy escasos. Éste es el caso del temblor esencial (TE), en el que se consiguen mejorías máximas de un 50 %.

Existen muy pocos estudios en la literatura que analicen la eficacia de determinados fármacos en tipos concretos de temblor con la excepción del TE y, en menor medida, del temblor parkinsoniano.

En este capítulo analizaremos el arsenal terapéutico farmacológico del que disponemos en la actualidad. Nos basaremos en el diagnóstico sindrómico de temblor. Las estrategias del tratamiento y los niveles de evidencia utilizados serán comunes.

1.1 Niveles de evidencia

En esta revisión se utilizan los establecidos por la Academia Americana de Neurología.[3] Existen cuatro niveles de evidencia y recomendación: A, B, C y U:

1.1.1 Tipos de estudios

– Clase I: Estudios de alta calidad, ciegos, controlados y aleatorizados.

– Clase II: Estudios prospectivos controlados, pero sin aleatorización o no ciegos.

– Clase III: Otras investigaciones, como estudios observacionales.

– Clase IV: Estudios no controlados, serie de casos u opinión de expertos.

1.1.2   Clasificación de las recomendaciones

- A = Niveles de evidencia establecidos como eficaces, ineficaces o perjudiciales (o establecidos como útiles/predictivos o no útiles/predictivos) para la afección dada en la población especificada. (Este nivel de calificación precisa de, al menos, dos estudios de clase I.)

- B = Niveles de evidencia, probablemente, eficaces, ineficaces o perjudiciales (o, probablemente, útiles/predictivos o no útiles/predictivos) para la afección dada en la población especificada. (El nivel de calificación B requiere, al menos, un estudio de clase I, o dos estudios de clase II.)

- C = Niveles de evidencia, posiblemente, eficaces, ineficaces o perjudiciales (o posiblemente útiles/predictivos o no útiles/predictivos) para la afección dada en la población especificada. (El nivel de calificación C requiere al menos un estudio de clase II, o dos estudios de clase III.)

- U = Los datos son insuficientes o contradictorios. Dado el conocimiento actual, la utilidad del tratamiento o la prueba de predicción no está comprobada.

1.2   Estrategia del tratamiento

El tratamiento del temblor va a depender de la severidad de éste, la localización y el cociente beneficio-riesgo. Si bien existen escalas clínicas que intentan objetivar la gravedad del temblor, la subjetividad del paciente es muy importante, y es habitual encontrar pacientes con temblor muy amplio, pero con mínimas molestias y viceversa, pacientes con temblor leve por escala clínica, pero con una gran incomodidad.

En el anexo final del capítulo se expone un algoritmo (algoritmo I) que nos puede ayudar a entender las estrategias farmacológicas básicas ante un paciente con temblor.

2 Temblor parkinsoniano

El temblor es el síntoma inicial más frecuente de la enfermedad de Parkinson (EP). Este síntoma se encuentra presente en un 70 % de pacientes con la enfermedad. Si bien el temblor parkinsoniano es, de manera característica, de reposo, el temblor de acción también puede formar parte del complejo sintomático de la enfermedad. Existen escasos trabajos en la literatura que analicen la eficacia de fármacos antitremóricos en este síntoma concreto.

El tratamiento del temblor parkinsoniano de reposo es idéntico al propio de la EP. Los fármacos anticolinérgicos y dopaminérgicos son los más eficaces.

2.1 Anticolinérgicos

Desde el año 1867 los alcaloides de la belladona se utilizaron para el tratamiento de la EP y fueron el arma farmacológica principal durante la siguiente centuria. Se trata de fármacos con efectividad para el temblor y la rigidez, pero con un efecto mínimo sobre la bradicinesia.

En la clínica diaria, todos tenemos pacientes parkinsonianos con una respuesta espectacular del temblor con el uso de anticolinérgicos. Ahora bien, dicha respuesta es muy variable y no se ha demostrado que estos fármacos sean más efectivos que otros antiparkinsonianos. De hecho, no existen estudios controlados.[4]

Los principios activos utilizados son: trihexyfenidil y biperideno. También se pueden usar, por su efecto anticolinérgico, antidepresivos tricíclicos como la amitriptilina.

Los efectos secundarios son frecuentes y el principal motivo de retirada del fármaco. Entre los efectos periféricos, cabe destacar: boca seca, retención urinaria, dificultad para la acomodación ocular, alteración de la sudoración y estreñimiento. Los efectos sobre el sistema nervioso central consisten en cambios mentales, como disminución de la memoria, confusión, psicosis y alucinaciones, por lo que se deben evitar en pacientes ancianos.

En la actualidad, los anticolinérgicos no se recomiendan para su uso en la EP excepto en casos excepcionales de temblor parkinsoniano intenso y resistente a otros tratamientos. Su nivel de recomendación es C.

2.2 Levodopa y agonistas dopaminérgicos

La levodopa produce una mejora en todos los síntomas de la EP, pero en el temblor su eficacia es más limitada.

No existen estudios específicos que analicen la respuesta antitremórica de la levodopa.

Las agonistas dopaminérgicos también son eficaces en el temblor parkinsoniano. Existen algunos estudios controlados:

- En un estudio retrospectivo –en el que se utilizaron datos tomados de tres estudios multicéntricos aleatorizados, controlados con placebo– el ropinirol demostró efectos significativos en el temblor de reposo parkinsoniano, pero no en el temblor de acción.[5]

- Un subanálisis, realizado en 11 pacientes, mostró que el pramipexol reducía el temblor de reposo un 61 %; sin embargo, el efecto en el temblor de acción no se estudió.[6]

- Más recientemente, el efecto del pramipexol sobre el temblor parkinsoniano resistente se comparó con placebo en un estudio multicéntrico aleatorizado con 84 pacientes. El estudio contó con apoyo de acelerometría. Los resultados mostraron que el pramipexol disminuía, significativamente, el temblor parkinsoniano de reposo en un 38 %, y el temblor de acción en un 34 %, comparado con placebo.[7]

- Por último, se realizó un estudio aleatorizado, doble ciego, controlado con placebo paralelo, y se comparó el efecto antitremórico de pergolide y pramipexol. El estudio se efectuó con 30 pacientes (diez de ellos para cada brazo). Ambos fármacos fueron, significativamente, superiores al placebo (mejoraban el temblor en torno a un 50 %). Los autores concluyen que pergolide y pramipexol tienen similares efectos antitremóricos.[8]

En resumen, los fármacos dopaminérgicos mejoran el temblor parkinsoniano (nivel de recomendación A). Hay que tener en cuenta los siguientes puntos:

- La mejoría es superior para el temblor de reposo que para el temblor de acción.
- No existen estudios comparativos de la mejoría del temblor entre levodopa y agonistas dopaminérgicos.
- No existen estudios comparativos entre ropirinol, rotigotina o pramipexol.
- De los estudios efectuados hasta la fecha (ropirinol *versus* placebo; pramipexol

versus placebo; y pramipexol *versus* pergolide), se intuye una eficacia antitremórica similar, de alrededor del 40 % de la intensidad del temblor de reposo, y del 30 % en el temblor de acción.
– En casos de temblor de acción predominante, la estrategia terapéutica será la misma que en pacientes con TE.

2.3 Otros fármacos

- *Clozapina.* Es un neuroléptico atípico que no exacerba el parkinsonismo, pero que, potencialmente, puede producir efectos adversos severos, como la agranulocitosis, se ha mostrado efectivo en el tratamiento del temblor parkinsoniano. Nivel de recomendación C.

- *Etosuximida.* Este antiepiléptico bloquea la conductancia de los canales de calcio y ha mostrado que reduce el temblor en monos MPTP; sin embargo, no se encontró efectividad en un estudio piloto con seis pacientes con EP y temblor resistente. Nivel de recomendación U.

- *Mirtazapina.* Es un nuevo antidepresivo que aumenta la transmisión serotoninérgica y noradrenérgica y se ha notificado que puede mejorar el temblor de reposo. No existen estudios controlados. Nivel de recomendación U.

3 Temblor esencial (TE)

El tratamiento del TE sigue siendo poco satisfactorio.[1] Prácticamente todas las investigaciones farmacológicas en pacientes con TE son estudios piloto, monocéntricos, con un pequeño número de pacientes (de diez a treinta) y, por lo tanto, con unos resultados difícilmente extrapolables.

El tratamiento del TE depende de la severidad de éste, la localización y el cociente beneficio-riesgo. Desde un punto de vista práctico, en la consulta, el acto de beber un vaso de agua con una mano nos puede servir de orientación. Este acto de la vida diaria se recoge en la denominada escala del vaso (véase el anexo 2):[9] el temblor es leve si éste no interfiere en el acto o si la interferencia es mínima (escala del vaso I); el temblor es moderado si el paciente puede aún beber con una sola mano, pero con precaución, puesto que un vaso lleno puede salpicar fácilmente (escala del vaso II); el temblor es severo si precisa de dos manos para poder aguantar el vaso o de la utilización de un cañita para beber (escalas del vaso III y IV).

Al final del capítulo se expone el algoritmo (algoritmo II) básico de tratamiento de los pacientes con TE.

3.1   *Temblor leve (escala del vaso I)*

3.1.1   *Estrategias no farmacológicas*

En casos leves de TE, las ventajas de la farmacología no son suficientes como para justificar un tratamiento crónico. El médico debe explicar al paciente los efectos tremóricos de psicoestimulantes como la cafeína, las bebidas de cola y el té. Asimismo, la ansiedad también empeora la amplitud del temblor. Todas estas situaciones incrementan la amplitud del temblor fisiológico exagerado y, por lo tanto, empeoran la amplitud del temblor postural en pacientes afectos de TE. Las medidas no farmacológicas con carácter ansiolítico, tales como la práctica del yoga o la ingesta de determinados productos de herboristería, pueden ser beneficiosas.

3.1.2   *Alcohol*

El etanol es un potente agente antitremórico y, de hecho, este efecto se había utilizado como criterio de apoyo para el diagnóstico de TE. En un estudio realizado en nuestro país, un 7 % de pacientes afecto de TE refería mejoría con el alcohol. Ahora bien, el etanol tiene limitaciones obvias en el tratamiento crónico. El mecanismo fisiopatológico que explica este efecto antitremórico no se conoce con exactitud. Otros alcoholes parecen tener eficacia similar. El alcohol reduce la amplitud del temblor en un 50 % a un 90 % de casos, pero el temblor puede empeorar, temporalmente, después de que los efectos del alcohol hayan cedido. No se ha descrito un mayor índice de alcoholismo en pacientes afectos de TE.[10]

Drogas derivadas del etanol, como el oxibatio de sodio y el octanol, han demostrado un efecto antitremórico en estudios piloto. Hacen falta estudios controlados con un mayor número de pacientes para probar la seguridad, la tolerabilidad, y su eficacia a largo plazo.

En casos leves de temblor, y en pacientes responsables, el médico puede sugerir la toma ocasional de una bebida alcohólica (por ejemplo, una cerveza) treinta minutos antes de tener que realizar una determinada actividad, interferida por el temblor.[2]

3.1.3   Terapias farmacológicas

Otra posibilidad para pacientes con temblor leve es el empleo de tratamiento farmacológico ocasional con anterioridad a una actividad concreta, interferida por el temblor. El medicamento debe tener una rápida absorción y acción antitremórica. El tratamiento más comúnmente empleado es el propranolol (las características de este fármaco se exponen más adelante). Puede utilizarse una dosis puntual de 20 o 40 mg unos 30-60 min antes de una actividad concreta.[11]

3.2   Temblor moderado (escala del vaso II)

El médico debe exponer al paciente que, en la actualidad, no existe ningún fármaco capaz de suprimir totalmente el temblor. Los fármacos antitremóricos mejoran la amplitud del temblor de forma discreta-moderada, en la mayoría de casos. Por otra parte, no se deben olvidar los efectos adversos. Por lo tanto, el tratamiento farmacológico crónico del TE sólo debe utilizarse si existe afectación funcional del paciente. Las razones meramente estéticas no justifican su empleo. El sentido común es muy importante para el tratamiento de pacientes con TE.

En la tabla 1 se muestran los fármacos disponibles en la actualidad para el tratamiento del TE. En la tabla 2 se exponen los estudios controlados y el nivel de eficacia antitremórica de fármacos con nivel de recomendación A y B. En la tabla 3 se muestra la dosimetría que utilizan normalmente los principales fármacos antitremóricos en el TE.

Nivel A	Nivel B	Nivel C	Nivel U
Propranolol	Gabapentina	Clonazepam	Zonisamida
Primidona	Topiramato	Clozapina	Pregabalina
	Alprazolam	Nimodipino	
		Toxina botulínica	

Tabla 1.

Fármacos disponibles en la actualidad para el tratamiento del TE según su grado de recomendación.

Fármaco	Número de estudios controlados	Eficacia antitremórica en %*
Propranolol	13	55
Primidona	6	60
Atenolol	3	35
Sotalol	2	35
Gabapentina	3	39
Topiramato	4	35
Alprazolam	2	55

Tabla 2.

*Estudios controlados y nivel de eficacia antitremórica de diversos fármacos con nivel de evidencia A y B en el TE. *Media de la eficacia clínica de los estudios.*

3.2.1   Fármacos con eficacia establecida (nivel de recomendación A)

- *Propranolol.* El propranolol es un antagonista beta-adrenérgico no selectivo. Existen unos trece estudios controlados con placebo, doble ciego con un diseño cruzado y dos con diseño paralelo. El tamaño medio de la cohorte utilizada es de dieciocho pacientes, y el promedio de duración del tratamiento con dosis estable de fármaco fue de 2,9 semanas. Se han mostrado que el propranolol es eficaz para tratar a pacientes con TE. Se ha descrito una mejoría medida por clínica y acelerometría de aproximadamente un 50 %. Se han notificado casos de mejoría espectacular. La gama de las dosis empleadas para estos estudios fue de 60 a 320 mg/día.[12-15]

  Aunque el propranolol es generalmente bien tolerado, hay varias contraindicaciones relativas, que no imposibilitan el uso de este agente pero que lo hacen más complejo. Éstas incluyen enfermedad pulmonar obstructiva crónica, insuficiencia cardíaca congestiva, diabetes *mellitus* y bloqueo atrioventricular.

  Varios betabloqueantes, entre ellos el sotalol y el atenolol, parecen ser eficaces en la terapia del TE, si bien el propranolol, antagonista no selectivo, ha demostrado una eficacia antitremórica superior a los antagonistas selectivos beta-1. Deben considerarse estos betabloqueantes cuando el propranolol esté contraindicado o no sea bien tolerado. El propranolol con formulación retardada es tan eficaz como el propranolol convencional; aunque los pacientes prefieren, generalmente, la formulación clásica, porque sus efectos son más evidentes y rápidos.

	Dosis inicio (mg/día)	Dosis mantenimiento (mg/día)
Propranolol	10	120-320
Nadolol	40	40-80
Primidona	62,5	62,5-100
Gabapentina	400	1.200-3.600
Topiramato	25	200-400
Alprazolam	0,25	0,75-3

Tabla 3.

Medicación oral, utilizada en el tratamiento del TE.

Si bien existen pocos estudios que evalúen la eficacia antitremórica a largo plazo, se ha descrito que en cerca del 50 % de pacientes existe una pérdida de eficacia del propranolol al cabo de un año de tratamiento. Solamente un 25 % de pacientes mantiene su buena respuesta inicial al cabo de dos años de tratamiento.

No se han identificado marcadores predictores de respuesta al propranolol en pacientes con TE.

• *Primidona.* La primidona es un anticonvulsivo que se metaboliza a feniletilmalonamida y fenobarbital. Existen seis estudios doble ciego, controlados con placebo con un diseño cruzado, y ninguno con un diseño paralelo. El promedio de las cohortes utilizadas es de dieciocho pacientes y la duración del tratamiento con dosis estable del fármaco fue de sólo 3,6 semanas. Las dosis utilizadas han sido de 50 a1.000 mg/día. La reducción de la magnitud del temblor por clínica y por acelerometría era del aproximadamente el 50 %. En estos estudios se han notificado respuestas espectaculares, y al menos el 50 % de pacientes notó algún beneficio.[16-19]

No se conocen predictores de respuesta, y existe escasa correlación entre la respuesta y las concentraciones plasmáticas de primidona o de sus metabolitos.

La primidona se ha asociado a una frecuencia media-alta de acontecimientos adversos, que son más severos al inicio del tratamiento. Éstos incluyen sedación, somnolencia, fatiga, náuseas, vómitos, ataxia, malestar, vértigos, inestabilidad, confusión y vértigo. Un estudio demostró que una titulación muy lenta de inicio no mejoraba la tolerabilidad del fármaco.

Los ensayos clínicos prospectivos y aleatorizados y comparativos indican que la magnitud del efecto del propranolol, y la primidona es similar.

Se ha notificado un efecto de tolerancia al tratamiento de larga duración. No existen estudios controlados aleatorizados de largo seguimiento, pero un estudio de doce meses abierto notificó una pérdida de eficacia terapéutica en un 52 % de pacientes.

En definitiva, aproximadamente un 50 % de pacientes responde a primidona, pero esta respuesta es modesta en la mayoría de ellos (reducción de la amplitud del temblor de un 50 %), y es usualmente insuficiente para pacientes con TE severo.

3.2.2   *Fármacos con eficacia probable (nivel de recomendación B)*

En este grupo de fármacos encontramos la gabapentina, el topiramato y el alprazolam. Ninguno de ellos ha mostrado mayor eficacia que el propranolol o la primidona.

- *Gabapentina.* La gabapentina es un anticonvulsivo con una estructura similar al neurotransmisor inhibitorio GABA. Existe cierta evidencia de que hay una disfunción en el sistema GABAérgico en el TE. En dos de tres ensayos clínicos, la gabapentina (a dosis de1.200 a 3.600 mg/día) produjo una reducción significativa en el temblor, comparado con placebo; y en uno de los dos, su efecto fue similar al del propranolol. La mejoría fue del 77 % en el temblor, medido por acelerometría, en el decimoquinto día de tratamiento.[20-22]

  La gabapentina es, generalmente, bien tolerada, y tiene muy pocas contraindicaciones. Es un tratamiento apropiado para pacientes geriátricos (la mayoría de los pacientes con TE). Todas estas consideraciones hacen de la gabapentina una terapia de segunda línea si los betabloqueantes o la primidona no se toleran o están contraindicados.

- *Topiramato.* El topiramato es un anticonvulsivo que bloquea los canales del sodio y refuerza la actividad GABA. Varios estudios, entre ellos uno controlado con placebo doble ciego, han mostrado una mejoría de entre el 18 % y el 23 % en escalas clínicas de temblor en pacientes con TE.[23] Ahora bien, la incidencia de salidas de estudio fue de aproximadamente del 40 %, debido a efectos adversos como supresión de apetito, pérdida de peso, parestesias y dificultades de concentración.

- *Alprazolam.* El alprazolam es una benzodiacepina de vida media corta. Varios estudios encontraron que el alprazolam redujo el temblor postural del TE (25-34 %), comparado con el placebo en las dosis de 0,125 a 3 mg/día.[24] Los efectos secundarios se han descrito desde 0 a 50 % e incluyeron sedación y fatiga leves. El alprazolam es probablemente eficaz para tratar el TE, pero su uso se recomienda con precaución, debido a su potencial de abuso.

3.2.3 Fármacos con eficacia posible (nivel de recomendación C)

Estos fármacos reducen el temblor postural del TE en estudios abiertos o en un único estudio controlado. Faltan, por lo tanto, investigaciones para confirmar su eficacia antitremórica.

- *Clonazepam.* Esta benzodiacepina redujo de manera perceptiblemente el temblor cinético en un estudio con 14 pacientes que usaban las dosis de 0,5 a 6 mg/día. En otro estudio, la eficacia antitremórica era escasa y registraba un alto índice de abandonos (40 %), debido a la somnolencia.[25] El uso del clonazepam se recomienda con precaución, debido a su potencial del abuso y abstinencia que siguen a una discontinuación precipitada. Se ha descrito una mayor eficacia del clonazepam en casos de TE con afectación predominante de la cabeza, voz y tronco.

- *Clozapina.* Es un neuroléptico atípico con efectos secundarios extrapiramidales mínimos. Dos estudios encontraron que la clozapina redujo el TE en dosis de 6-75 mg/día. En un estudio, el 87 % de pacientes tenía por lo menos una reducción del 50 % en temblor. El peligro principal es la agranulocitosis.[26]

- *Nimodipino.* Bloqueante de los canales de calcio. En un único estudio, con una dosis de 30 mg cuatro veces al día, se redujo la amplitud del temblor un 53 %, según acelerometría.[27]

- *Toxina botulínica.* Las inyecciones de toxina botulínica en los músculos del antebrazo producen una escasa mejoría en la mayoría de los pacientes con temblor. Además, se produce con frecuencia debilidad de músculos de la muñeca y la mano.[28]

3.2.4   Fármacos con eficacia dudosa (nivel de recomendación U)

- *Zonisamida.* Un estudio abierto ha mostrado una mejoría de alrededor de un 40 % en escala clínica. Otro estudio no halló diferencias de eficacia con un beta-bloqueante. Sin embargo, un estudio piloto, controlado con placebo con diseño paralelo con este antiepiléptico, con una dosis de 200 mg/día mostró eficacia antitremórica con acelerometría, pero no demostró eficacia en las escalas clínicas y funcionales.[29]

- *Pregabalina.* Un estudio controlado doble ciego con este antiepiléptico, con una dosis de 280 mg/día, mostró eficacia antitremórica con acelerometría, pero no demostró eficacia en las escalas clínicas y funcionales.[30]

3.2.5   Fármacos ineficaces (nivel de recomendación A, B y C)

Se ha estudiado una serie de fármacos en pacientes con TE, y se han obtenido unos resultados insatisfactorios con ellos: Trazodona (nivel A); acetazolamida (nivel B); amantadina (nivel B); carisbamato (nivel B); isoniazida (nivel B); levetiracetam (nivel B); pindolol (nivel B); 3,4-diaminopiridina (nivel B); mirtazapina (nivel C); nifedipino (nivel C); verapamil (nivel C); tiagabina (nivel C) y lacosamida (nivel C).

3.3   Temblor severo (escala del vaso III y IV)

La terapia farmacológica es de ayuda limitada en casos de temblor severo, especialmente cuando los betabloqueantes no pueden ser utilizados. Por lo general, estos pacientes con temblor severo y discapacitante son tratados con politerapia. Esto incluye, habitualmente, una combinación de betabloqueantes, primidona, gabapentina, topiramato y benzodiacepinas.

3.4   Temblor de la cabeza y la voz

El manejo farmacológico del TE con afectación de la cabeza y de la voz es menos eficiente que el del temblor de las extremidades. El propranolol y la primidona, solos o en combinación, se han recomendado para esta localización del TE. El clonazepam se recomienda a menudo para esta indicación, pero no se han realizado estudios controlados.[31]

Una de las terapias prometedoras para el temblor cefálico es la inyección local en músculos del cuello de la toxina botulínica, aunque existen escasos estudios para confirmar este tratamiento.[32]

4   Temblor distónico

Es bien conocido que los pacientes afectos de distonía pueden presentar temblor, especialmente cuando ésta afecta al cuello o las extremidades superiores. Se ha notificado que el 70 % de pacientes con distonía cervical tienen temblor cefálico.

Se han descrito dos tipos de temblor en pacientes afectos de distonía: un temblor postural o de acción que se asemeja al TE, y el temblor secundario a movimientos distónicos rápidos. Asimismo se ha descrito una asociación frecuente entre distonía y TE.

El tratamiento del temblor distónico coincide con el tratamiento de la distonía. Así, la toxina botulínica mejora el temblor distónico cervical, además de mejorar el dolor y la anormalidad postural. No existen ensayos clínicos específicos que evalúen la eficacia terapéutica sobre el temblor distónico.[33]

En casos de temblor postural o de acción similar al TE, la estrategia terapéutica será la misma que en pacientes con TE. Nivel de recomendación U.

5   Temblor neuropático

El temblor neuropático se ha descrito en pacientes con polineuropatías crónicas recurrentes y en disgammaglobulinemias. Asimismo, las polineuropatías motoras y sensitivas hereditarias se asocian a temblor en la mitad de casos.[4] Las características clínicas del temblor son muy semejantes a las del TE. El temblor mejora cuando lo hace la neuropatía responsable, y viceversa, empeora cuando existe un mal control de la enfermedad causante.

Si bien no existen estudios controlados que evalúen fármacos antitremóricos en el temblor neuropático, al tratarse de un temblor de acción, la estrategia terapéutica será la misma que utilizamos en el TE. Nivel de recomendación U.

6 Temblor cerebeloso

El temblor cerebeloso se encuentra asociado con lesiones o enfermedades que afectan al cerebelo o a sus vías. Se trata de un temblor de acción o cinético que suele conllevar la presencia de un temblor postural.

Algunas causas de temblor, como el alcohol, la fenitoína, el valproico y los tumores cerebelosos y abcesos, son tratables específicamente.

Ningún fármaco ha demostrado capacidad de reducir el temblor cerebeloso de manera satisfactoria.[4] Nivel de recomendación U.

- *Isoniazida.* Fue, inicialmente, pensada para mejorar el temblor cerebeloso postural, más que el cinético, pero los resultados de un estudio doble ciego no fueron positivos.

- *Carbamazepina.* Se ha notificado que la carbamazepina puede ser útil al reducir la hiperactividad de las neuronas talámicas. Un estudio con siete pacientes con esclerosis múltiple y tres con ictus, que fueron tratados con carbamazepina y seguidos durante un año, mostraron una eficacia discreta.

- *Clonazepam.* Se ha ensayado en el temblor cerebeloso cinético secundario a esclerosis múltiple y atrofia multisistema, con resultados muy discretos.

- *Buspirona.* Un agonista serotoninérgico que se ha sugerido capaz de mejorar, en algunos pacientes, la ataxia cerebelosa; pero su eficacia con el temblor cerebeloso no está del todo probada.

- *Cannabinoides.* Han mostrado capacidad de controlar el temblor en un modelo de temblor de esclerosis múltiple en ratas. Todavía no se ha evaluado en humanos.

7 Temblor rúbrico

Se trata de un temblor en reposo e intención de baja frecuencia, generalmente unilateral, que se debe a lesiones estructurales en el tronco del encéfalo, zona diencefálica del cerebelo o tálamo.

El tratamiento más satisfactorio se produce cuando es posible tratar la causa de temblor, por ejemplo la descompresión quirúrgica.

En el caso de lesiones traumáticas se ha descrito una mejoría espontánea del temblor con el paso del tiempo.

La respuesta al tratamiento farmacológico es escasa.[4] No existen estudios amplios controlados. Los fármacos que se han utilizado con resultados positivos ocasionales son propranolol, clonazepam, ácido valproico, bromocriptina y anticolinérgicos. Recientemente, se han descrito respuestas clínicas con levetiracetam y fármacos dopaminérgicos. Nivel de recomendación U.

8 Temblor psicógeno

En la mayoría de casos existe algún evento precipitante antes del inicio del temblor: estrés personal (34 %), trauma físico (24 %), cirugía, enfermedad, o reacción a un tratamiento o procedimiento médicos. Las comorbilidades psiquiátricas incluyen depresión en un 50 % y ansiedad en un 30 %. La evidencia de una ganancia secundaria esta presente en un 32 % de los casos.

El tratamiento, por lo tanto, debe incluir una valoración psiquiátrica adecuada, psicoterapia y eliminación de estresores. La terapia farmacológica de los síntomas psiquiátricos puede ser de gran ayuda. Existe disparidad en cuanto al pronóstico, con estudios que describen mejorías en más del 50 % de pacientes, mientras que otras investigaciones menos optimistas muestran la persistencia del temblor en el 90 % de pacientes al año del diagnóstico.[4] Nivel de recomendación U.

9 Temblor ortostático primario

Un dato diferencial de esta entidad con el TE es la respuesta terapéutica diferenciada a fármacos antitremóricos. Este tipo de temblor no responde al alcohol ni a los betabloqueantes. En cambio, se ha notificado respuesta positiva con el uso de clonazepam, fenobarbital, primidona, ácido valproico, gabapentina y levodopa.[34] Nivel de recomendación C.

10 Temblor cortical

Como se ha expuesto en otra parte de esta obra, el temblor cortical es un pseudotemblor, puesto que en realidad se trata de mioclonías rápidas. Por lo tanto, utilizaremos un tratamiento antimioclónico.

El tratamiento de una encefalopatía causante, como por ejemplo la hemodiálisis en la insuficiencia renal crónica, provoca la remisión del cuadro. En caso de no existir encefalopatía de base, utilizaremos fármacos antimioclónicos como clonazepam, ácido valproico o piracetam. Nivel de recomendación U.

Algoritmo I

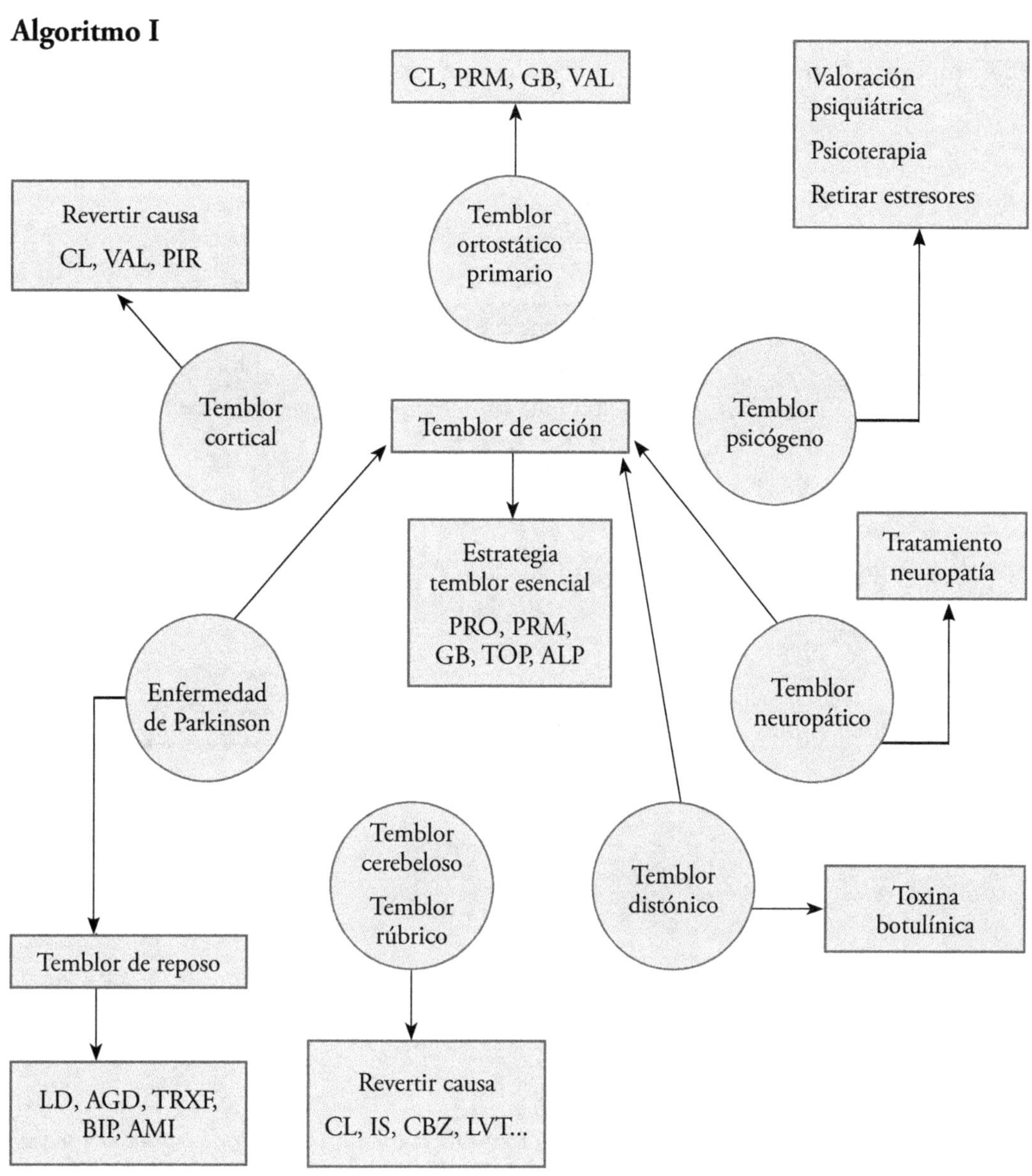

AGD: agonistas dopaminérgicos; ALP: alprazolam; AMI: amitriptilina; BIP: biperideno;
CBZ: carbamazepina; CL: clonazepam; GB: gabapentina; IS: isoniazida; LD: levodopa;
LVT: levetirazetam; PIR: piracetam; PRM: primidona; PRO: propranolol; TOP: topiramato;
TRXF: triexifenidil; VAL: ácido valproico.

Algoritmo II
Algoritmo básico de tratamiento en pacientes con temblor esencial

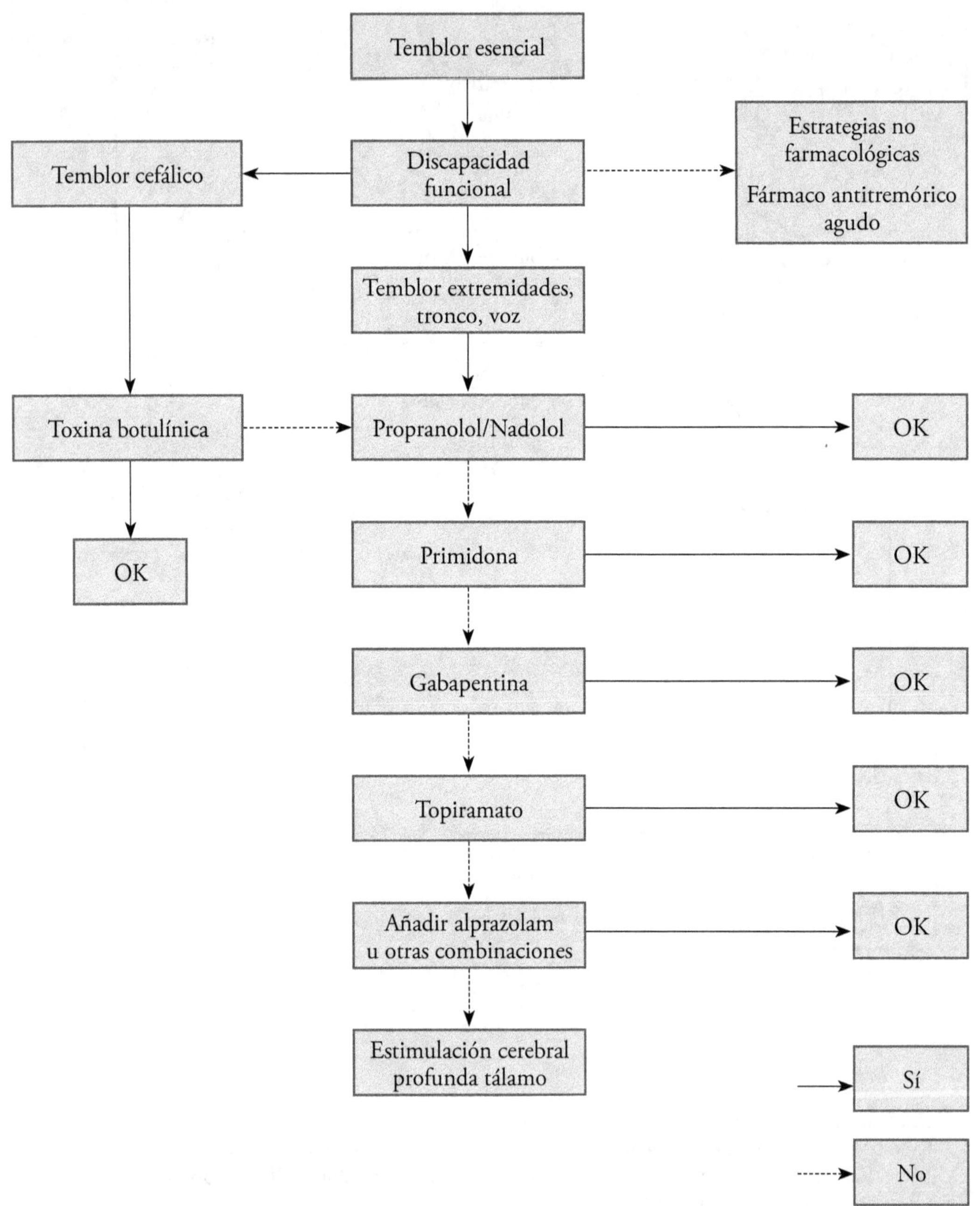

Bibliografía

1. Deuschl G, Raethjen J, Hellriegel H, Elble R. Treatment of patients with essential tremor. Lancet Neurol. 2011; 10: 748-61.
2. Gironell A. Estrategias terapéuticas en el temblor esencial. Med Clín (Barc). 2007; 129: 632-7.
3. Gross RA, Johnston KC. Levels of evidence: taking Neurology to the next level. Neurology. 2008; 72: 8-10.
4. Fahn S, Jankovic J, editores. Tremors: diagnosis and treatment. Principles and practice of movement disorders. Filadelfia: Churchill Livingstone Elsevier, 2007.
5. Schrag A, Keens J, Warner J. Ropinirole for the treatment of tremor in early Parkinson's disease. Eur J Neurol. 2002; 9: 253-7.
6. Kunig G, Pogarell O, Moller JC, Delf M, Oertel W. Pramipexole, a nonergot dopamine agonist, is effective against rest tremor in intermediate to advanced Parkinson's disease. Clin Neuropharmacol. 1999; 5: 301-5.
7. Pogarell O, Gasser T, Van Hilten JJ, Spieker S, Pollentier S, Meier D et al. Pramipexole in patients with Parkinson's disease and marked drug resistant tremor: a randomised, double blind, placebo controlled multicentre study. J Neurol Neurosurg Psychiatry. 2002; 72: 713-20.
8. Navan P, Findley LJ, Jeffs JA, Pearce RK, Bain PG. Randomized, double-blind, 3-month parallel study of the effects of pramipexole, pergolide, and placebo on Parkinsonian tremor. Mov Disord. 2003; 18:1.324-33.
9. Gironell A, Martínez-Corral M, Pagonabarraga J, Kulisevsky J. The glass scale: a simple tool to determine severity in essential tremor. Parkinsonism & Rel Disord. 2010; 16: 412-4.
10. Koller WC, Biary N. Effect of alcohol on tremors: comparison with propranolol. Neurology. 1984; 34: 221-2.
11. Calzetti S, Findley LJ, Gresty MA, Perucca E, Richens A. Effect of a single oral dose of propranolol on essential tremor: a double-blind controlled study. Ann Neurol. 1983; 13: 165-71.
12. Tolosa ES, Loewnson RB. Essential tremor: treatment with propranolol. Neurology. 1975; 25:1.041-4.
13. Gorman WP, Cooper R, Pocock P, Campbell MJ. A comparison of primidone, propranolol, and placebo in essential tremor, using quantitative analysis. J Neurol Neurosurg Psychiatry. 1986; 49: 64-8.
14. Cleeves L, Findley LJ. Propranolol and propranolol-LA in essential tremor: a double blind comparative study. J Neurol Neurosurg Psychiatry. 1988; 51: 379-84.
15. Koller WC, Vetere-Overfield B. Acute and chronic effects of propranolol and primidone in essential tremor. Neurology. 1989; 39:1.587-8.
16. Chakrabarti A, Pearce JMS. Essential tremor: response to primidone. J Neurol Neurosurg Psychiatry. 1981; 44: 650-3.
17. Findley LH, Cleeves L, Calzetti S. Primidone in essential tremor of the hands and heads: a double blind controlled clinical study. J Neurol Neurosurg Psychiatry. 1985; 48: 911-5.
18. Koller WC, Royse VI. Efficacy of primidone in essential tremor. Neurology. 1986; 36: 121-4.
19. Sasso E, Perucca E, Fava R, Clalzetti S. Primidone in the long-term treatment of essential tremor: a prospective study with computerized quantitative analysis. Clin Neuropharmacol. 1990; 13: 67-76.
20. Pahwa R, Lyons K, Hubble JP, Busenbark K, Rienerth JD, Pahwa A *et al.* Double-blind controlled trial of gabapentin in essential tremor. Mov Disord. 1998; 13: 465-7.
21. Gironell A, Kulisevsky J, Barbanoj M, López-Villegas D, Hernández G, Pascual-Sedano B. A double-blind placebo-controlled trial of gabapentin and propranolol in patients with essential tremor. Arch Neurol. 1999; 56: 475-80.
22. Ondo W, Hunter C, Dat Wuong K, Schwartz K, Jankovic J. Gabapentin for essential tremor: a multiple-dose, double-blind placebo-controlled trial. Mov Disord. 2000; 15: 678-82.
23. Conor GS. Efficacy of topiramate in treatment of essencial tremor: a randomized, double-blind, placebo-controlled, cross-over study. Ann Neurol. 2000; 48: 486-92.

24. Huber SJ, Paulson GW. Efficacy of alprazolam for essential tremor. Neurology. 1988; 38: 241-3.

25. Thomson C, Lang A, Parkes JD, Marsden CD. A double-blind trial of clonazepam in benign essential tremor. Clin Neuropharmacol. 1984; 7: 83-8.

26. Ceravolo R, Salvetti S, Piccini P, Lucetti C, Gambaccini G, Bonuccelli U *et al.* Acute and chronic effects of clozapine in essential tremor. Mov Disord. 1999; 14: 468-72.

27. Biary N, Bahou Y, Sofi MA, Thomas W, Al Deeb SM. The effect of nimodipine on essential tremor. Neurology. 1995; 45:1.523.

28. Jankovic J, Schwartz K, Clemence W, Aswad A, Mordunt J. A randomized, double-blind, placebo-controlled study to evaluate botulinum toxin type A in essential hand tremor. Mov Disord. 1996; 11: 250-6.

29. Zesiewicz TA, Ward Cl, Hauser RA, Sánchez-Ramos J, Staffetti JF, Sullivan KL. A double-blind placebo-controlled trial of zonisamide (zonegran) in the treatment of essential tremor. Mov Disord. 2007; 22: 279-82.

30. Zesiewicz TA, Ward CL, Hauser RA, Salemi JL, Siraj S, Wilson MC *et al.* A pilot, double-blind, placebo-controlled trial of pregabalin (Lyrica) in the treatment of essential tremor. Mov Disord. 2007; 22:1.660-3.

31. Simpson DM, Blitzer A, Brashear A, Comella C, Dubinsky R, Hallett M *et al.* Assessment: botulinum neurotoxin for the treatment of movement disorders (an evidence-based review): report of the Therapeutics and Technology Assessment Subcommittee of the American Academy of Neurology. Neurology. 2008; 70:1.699-706.

32. Gironell A, Vives B, Pagonabarraga J. Temblor de la cabeza. Rev Neurol. 2010; 50: 676-84.

33. Gironell A, Kulisevsky J. Diagnosis and management in essential tremor and dystonic tremor. Ther Advan Neurol Disord. 2009; 2: 215-22.

34. Gerschlager W, Müncahu A, Katzenschlager R, Brown P, Rothwell JC, Quinn N *et al.* Natural history and syndromic associations of orthostatic tremor: a review of 41 patients. Mov Disord. 2004; 19: 788-95.

Capítulo 8

Tratamiento quirúrgico del temblor

J. Guridi,[1] M.C. Rodríguez Oroz[2]

[1] Servicio de Neurocirugía
Clínica Universitaria
Universidad de Navarra
Pamplona

[2] Servicio de Neurología
Clínica Universitaria
Universidad de Navarra
Pamplona

Dirección de correspondencia
Dr. Jorge Guridi
jguridi@unav.es

1   Introducción

El tratamiento quirúrgico del temblor ha venido realizándose prácticamente desde los inicios de la cirugía con estereotaxia. Las antiguas talamotomías, realizadas a mediados del siglo pasado cuando todavía no existía un tratamiento médico para la enfermedad de Parkinson (EP), mostraron un gran beneficio respecto a este signo clínico. Albe-Fessard y cols. fueron los primeros que utilizaron un registro con semimicroelectrodo durante el procedimiento quirúrgico y demostraron que, en los núcleos laterales del tálamo, se registraban unidades tremóricas que disparaban en sincronía con el temblor del paciente.[1] El Vim *(Ventralis intermedius)* del tálamo fue la diana de referencia desde los inicios de la cirugía para los pacientes con temblor, ya que una lesión en dicho núcleo lo suprimía. La mayoría de los cirujanos aceptó posteriormente esta diana quirúrgica hasta nuestros días. Sin embargo, tras la aparición de la dopa como terapia sustitutiva en la EP, la talamotomía se redujo considerablemente en la mayoría de los centros en los que se realizaba este tipo de cirugía, y sólo se intervenía a los pacientes considerados refractarios o intolerantes a la dopa.

Desde hace unos veinte años, y tras la introducción de la estimulación cerebral profunda (ECP) en el campo de los trastornos del movimiento, se prefiere esta técnica a la lesión, ya que la posibilidad de evitar efectos adversos al realizar una lesión irreversible en el tálamo es menor con la estimulación. También el riesgo alto de las talamotomías bilaterales de inducir déficits en el lenguaje y el comportamiento hace que la cirugía de estimulación tenga un menor porcentaje de efectos adversos. Benabid y cols. Trabajaron en Grenoble (Francia) y fueron los pioneros en la estimulación del Vim como alternativa a una lesión en el hemisferio contralateral al que, previamente, se había realizado una talamotomía.[2] Más tarde, los pacientes con temblor fueron intervenidos directamente con estimulación talámica. Se ha efectuado un estudio comparativo de los resultados de técnicas de lesión y de estimulación talámica en el temblor. Así, Schuurman y cols. describieron dos grupos de pacientes con temblor tratados con ambos procedimientos y seguidos durante dos años. La Vim-talamotomía y la Vim-estimulación fueron igualmente eficaces en la supresión de éste. Sin embargo, los pacientes tratados con estimulación presentaron menores efectos adversos y se hizo posible la bilateralidad.[3] Desde entonces muchos artículos han publicado los efectos beneficiosos de la estimulación talámica en pacientes con temblor resistente a fármacos, por lo que en la mayoría de los centros de neurocirugía funcional se realiza actualmente la estimulación sobre la lesión.

En este capítulo se revisan los resultados de las diferentes patologías neurológicas que cursan con temblor a la estimulación del Vim talámico. Así, temblores en el contexto de la EP, temblor esencial (TE), temblor de Holmes o temblor rúbrico, temblor en pacientes con esclerosis múltiple, temblor postraumático y otros temblores son analizados. En la EP –y debido a que muchos pacientes, además del temblor, presentan rigidez, lentitud (bradicinesia) o bien problemas axiales– el núcleo subtalámico (NST) se ha erigido como la diana quirúrgica de elección, por lo que también describimos los resultados del temblor a la estimulación del NST. En este capítulo no se comenta la cirugía de lesión o ablativa, ya que actualmente se realizan pocas intervenciones de este tipo, tanto en tálamo como en NST.

2 Anatomía de los núcleos laterales del tálamo

Como hemos comentado, la diana quirúrgica de elección para cualquier tipo de temblor ha sido el tálamo desde mediados del siglo pasado, y dentro de él, el Vim, que forma parte de los núcleos laterales o motores del tálamo. Podemos definir éstos como el lugar donde proyectan todas las estructuras subcorticales, como los ganglios basales, el cerebelo y la sustancia negra; o bien proyecciones desde la médula, como puede ser el lemnisco medial. Existen diferentes nomenclaturas para definir estos núcleos, todas ellas basadas en subdivisiones de citoarquitectura, empleando diferentes tinciones entre primates y humanos, lo cual ha llevado a dificultar la clasificación de los núcleos talámicos según los distintos autores. Los neurocirujanos, generalmente, han seguido la clasificación de Hassler de 1959[4] respecto al tálamo motor, y a ésta nos referiremos al ser, también, la que sigue el atlas de Shaltenbrand-Wahren, utilizado en cirugía funcional.

El Vim, según la clasificación de Hassler,[4] corresponde al ventral lateral posterior (VLp) de Jones donde recibe aferencias cerebelosas y proyecta directamente sobre el área motora primaria[5] (véase la figura 1). Dentro de los núcleos talámicos, en un corte axial distinguiríamos, desde una posición rostral o anterior a una caudal, los siguientes núcleos:

- Lpo mc *(lateropolaris magnocelularis)* recibe las aferencias de la sustancia *nigra pars reticulata.*

- Voa *(ventralis oralis anterior)* recibe aferencias del GPi (globo pálido interno).

- Vop *(ventralis oralis posterior)* recibe aferencias cerebelosas.

- Vim *(ventralis intermedius)* recibe cerebelo y sensibilidad cinestésica o artrocinética de las articulaciones.

- VC *(ventro caudalis)* recibe el lemnisco medial y, por lo tanto, sensibilidad táctil.

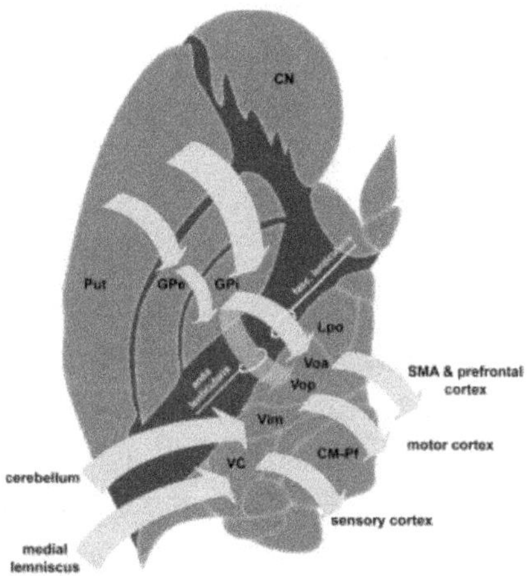

CM/Pf: centro mediano parafascicular; CN: núcleo caudado; GPe: globo pálido externo; GPi: globo pálido interno; Lpo: núcleo *lateropolaris;* Put: putamen; SMA: área motora suplementaria; VC: *ventro caudalis;* Voa: *ventralis oralis anterior;* Vop: *ventralis oralis posterior.*

Figura 1.

El tálamo recibe proyecciones desde la sustancia negra pars reticulata sobre el Lpo, del GPi a través del ansa y fascículo lenticular; éstos se unen dando el fascículo talámico y proyectando sobre el Voa y Vop que, a su vez, proyectan al área motora suplementaria y cortex premotor. El cerebelo proyecta sobre el Vim, y éste sobre el área motora primaria, y el lemnisco medial, lo hace sobre el VC proyectando éste hacia el cortex sensitivo primario.

En estos núcleos, durante la cirugía se registran «neuronas tremóricas», llamadas así porque descargan en sincronía con el temblor de las extremidades contralaterales. Estas unidades se registran en mayor número en los pacientes con EP que en otras patologías que cursan con temblor, según publicaron Brodkey y cols.[6] Sin embargo, la ubicación de las neuronas tremóricas, con independencia de la patología referida, está localizada anatómicamente en la misma región talámica, desde la comisura posterior y con la misma lateralidad, por lo que puede corresponder al Vim.[6]

3 Técnica quirúrgica

La colocación de un electrodo de estimulación en el Vim, al igual que en otras dianas quirúrgicas, tiene varios apartados como son:

- Localización de la diana por imagen.
- Microrregistro fisiológico intraoperatorio para corroborar la diana anatómica.
- Implantación del electrodo en la diana.
- Implantación de la batería y cables de conexión.

3.1 *Localización de la diana por imagen*

El procedimiento de localizar la diana por imagen puede variar entre los distintos centros que realizan este tipo de cirugías, ya que en algunos, –tras la colocación del marco de estereotaxia si es compatible con la resonancia– al paciente se le realiza una resonancia magnética (RNM) el mismo día de la cirugía y se toman las coordenadas de las dianas quirúrgicas directamente. En la Clínica Universidad de Navarra realizamos fusión de imagen, por lo que la RNM se realiza en las 48 horas previas al procedimiento quirúrgico y la diana se selecciona con antelación. El día de la cirugía se coloca el marco de esterotaxia, se practica una fusión de imagen y se obtienen, entonces, las coordenadas esterotácticas de las dianas elegidas previamente (Brain Lab; 2,6 Stereoplan). Se realizan varias secuencias de neuronavegación en dos RNM (1,5 Teslas, Siemens o 3 Teslas, Siemens) dependiendo de la diana seleccionada.

Se seleccionan las comisuras anterior y posterior (CA, CP), así como la línea intercomisural (LIC) como referencia, ya que ésta es totalmente paralela y está directamente relacionada con el tálamo. La diana quirúrgica se toma en el lado opuesto a la extremidad de mayor temblor. Ésta se localiza a 15 mm desde la línea media del III ventrículo, o bien a 11,5 mm desde la pared lateral del III y esto sería la coordenada X o mediolateral. La coordenada anteroposterior (Y) se calcula dividiendo la distancia de la LIC entre 3/12, y esta distancia se toma anterior a la CP. La coordenada dorsoventral (coordenada Z) se sitúa a nivel de la LIC o 2 mm dorsal a la misma.

Estas distancias pueden variar discretamente en algunos autores. Así, Ohye describe una diana talámica situada 2 mm medial a la cápsula interna con una Y: 7 mm anterior a CP y la coordenada Z: 4 mm sobre la línea. Para Guiot, la coordenada del Vim, basada en ventriculografías, es la distancia intercomisural dividida entre 4 y el cuarto anterior a CP (o bien 1/12 posterior al punto medio de la LIC), la coordenada mediolateral 13, 5-15 mm desde línea media y la coordenada Z en el plano intercomisural[7]. Por último, otros equipos han localizado la diana de forma directa, 4 mm detrás del punto medio de la LIC, 13 mm lateral y 1 mm sobre el plano intercomisural. Actualmente, y con la llegada de nuevas técnicas de imagen, es posible la localización del Vim en una RNM 3 Teslas como una hipointensidad en los núcleos talámicos. Es evidente que en un futuro próximo, con los avances de la imagen, la diana quirúrgica se elegirá directamente y no desde referencias indirectas como la LIC o la CP.

Por último, podemos comentar que se utiliza la misma diana para cualquier tipo de temblor, con independencia de su fisiopatología. La diana obtenida por imagen sería el primer trayecto de registro.

3.2   *Localización fisiológica del Vim*

En quirófano y en posición semisentada se realiza una incisión de piel, un trépano situado a unos 20 mm de la línea media y apertura dural con bisturí fino. Se coagula la duramadre, se respeta la aracnoides, se coloca cera en el hueso y se coagula la parte alta de la circunvolución. Se practica una pequeña incisión en ésta, y entrada de la guía de registro, sujeta al arco de estereotaxia que contendrá posteriormente el portaelectrodos con el electrodo. Los electrodos de registro en nuestro centro son FHC con una impedancia de entre 500-1.000 Kohms (FHC, Bowdoin, ME, USA).

La corroboración fisiológica es capital para la localización exacta de la diana quirúrgica, así como los núcleos de paso hasta alcanzar ésta. La actividad eléctrica que se registra es filtrada por un preamplificador próximo al bastidor de esterotaxia y en el equipo de registro. Durante el registro se trata de identificar, inicialmente, unidades que responden a estímulos táctiles en pequeños campos receptores que corresponderían a la parte sensitiva talámica (VC). En un plano anterior a estas neuronas (2-3 mm) se registran unidades con respuesta a movimientos de las diferentes articulaciones contralaterales (neuronas cinestésicas), bien de manera pasiva (movimientos realizados por el explorador), o bien de manera activa (movimientos voluntarios por parte del paciente). Estas últimas unidades están en ubicaciones más anteriores (Vim y Vop). También se puede localizar unidades tremóricas, que se registran en los núcleos con respuesta cinestésica (Vim/Vop). Estas neuronas descargan de manera sincrónica con el temblor de las extremidades contralaterales (véase la tabla 1). Se puede observar que la microestimulación en el lugar donde se localizaron las unidades tremóricas produce una reducción o una supresión del temblor contralateral. La microestimulación, con el mismo electrodo de registro, no debe inducir efectos capsulares ni parestesias en el hemicuerpo contralateral, indicando proximidad a estructuras como cápsula interna, base talámica o al VC. Tras realizar varios trayectos de registro y obtener información de todos ellos, se completa el *mapping* del tálamo y se decide cuál es el lugar donde se debe introducir el electrodo de estimulación. Este punto suele estar localizado 3-4 mm anterior al borde sensitivo táctil (VC), medial a la cápsula interna y suele tratarse del complejo Vop-Vim[8] (véase la tabla 1).

El registro talámico, por lo tanto, trata de localizar unidades cinestésicas y tremóricas entre dos bordes que no debemos alcanzar: el lateral entre el tálamo y la cápsula interna, en el cual la estimulación induciría contracción contralateral; y el posterior entre el borde táctil sensitivo y las neuronas cinestésicas que se registran en el Vim, cuya estimulación induciría parestesias en relación con el voltaje. El Vim mantiene la misma somatotopía

Identificar unidades con descargas espontáneas, con respuesta a estimulación táctil y con parestesias en la microestimulación.
Identificar neuronas con respuesta a movimientos pasivos en articulaciones contralaterales (unidades cinestésicas).
Identificar unidades con respuesta a movimientos voluntarios en articulaciones contralaterales.
Registrar neuronas en sincronía con el temblor contralateral.
Lugar en que la microestimulación reduce o detiene el temblor en el punto donde previamente se registró.
La diana debe estar a 3 mm anterior al borde sensitivo definido por las parestesias con la microestimulación.
La microestimulación no debe de inducir respuesta capsular.

Tabla 1.

Criterios neurofisiológicos para definir la diana en el Vim del tálamo.

que el VC, por lo que las neuronas táctiles de la cara estarían a 10-12 mm de la línea media, las unidades de la extremidad superior y mano a 12-15 mm y las de la extremidad inferior a 15-17 mm de la línea media. Entre los dos bordes y el registro de las unidades tremóricas, se forma el eje principal de la cirugía talámica.[8] En la tabla 1 se muestran los criterios neurofisiológicos para definir la diana talámica y poder colocar el electrodo.

3.3   Colocación del electrodo

El electrodo de estimulación es de 40 cm de longitud, con un diámetro de 1,27 mm. Es un electrodo tetrapolar con una parte activa de 10,6 mm (contactos de 1,5 mm separados 1,5 mm entre ellos) (modelo 3.387 Medtronic, DBS, Minneapolis). Se introduce en la coordenada elegida tras el registro fisiológico con una guía de mayor diámetro y longitud para que no se desvíe al ser introducido. Con ayuda de escopia se alcanza la diana deseada y se comprueba si la estimulación reduce el temblor sin producir ningún efecto adverso (capsular o sensitivo) indicativo de la eficacia con la estimulación sin tener problemas secundarios. Se fija el electrodo en el anillo o en el sistema «Stimloc» (Medtronic). En nuestro centro, realizamos una nueva RNM a las 24 horas de la cirugía con el fin de valorar la colocación del electrodo, así como sus posibles complicaciones.

En ocasiones ocurre que, cuando introducimos el electrodo al paciente, bien por el registro previo o por la propia implantación del mismo, éste ya no tiene temblor y no puede evaluarse la eficacia intraoperatoria, aunque podemos valorar los efectos adversos. Así, si con un umbral bajo (< 2 Volts a 130 Hz) el paciente refiere parestesias, el electrodo debería ser recolocado de nuevo, generalmente 1 mm anterior.

3.4   Colocación de la batería y cables de conexión

A los cuatro días del primer tiempo quirúrgico se coloca la batería y los cables de conexión con anestesia general. Al día siguiente de esta cirugía se comienza la estimulación.

4   Resultados del temblor esencial (TE) tras estimulación talámica

El TE es la patología más frecuente dentro de los trastornos del movimiento.[9] Se caracteriza por un temblor de acción en extremidades superiores, distal, con antecedentes familiares y de predominio bilateral. Se puede acompañar de un temblor cefálico en ocasiones (40 %) y en una menor proporción de temblor de voz (20 %), en ausencia de otros signos neurológicos. El tratamiento del TE suele ser los beta bloqueantes como el propanolol y primidona y, en un segundo escalón, benzodiacepinas, gabapentina o topiramato. Sin embargo, un porcentaje importante de pacientes no responde a la terapia convencional y, además, el temblor suele incrementarse con la edad e induce una incapacidad para las acciones de la vida diaria. En este grupo de pacientes, considerados como refractarios a tratamientos convencionales, se plantea la opción quirúrgica.

En un estudio multicéntrico europeo se enroló a 37 pacientes con TE que fueron evaluados con la Essential Tremor Rating Scale (ETRS). La comparación de los resultados se realizó entre las escalas antes de la intervención y a los tres y doce meses de la cirugía.[10] Los resultados mostraron una reducción del temblor de acción y postural significativo en las extremidades superiores (p < 0,001) tras la cirugía. El temblor contralateral se redujo dos puntos en la ETRS en el 89 % de los electrodos implantados y el temblor cefálico y de voz mejoraron a los tres meses de la intervención, pero no mantuvieron la significación al año.[10] La estimulación bilateral indujo un significativo beneficio clínico respecto a la unilateral en la reducción el temblor cefálico. También las actividades de la vida diaria mejoraron significativamente (80 % a los dos años) tras la cirugía[10] (véase la tabla 2).

Cuando a los pacientes se les apagaba la estimulación *(off* estimulación), no volvían a presentar la misma intensidad de temblor que en la evaluación preoperatoria, por lo que se consideró que bien el electrodo, o la propia cirugía habían producido un efecto microtalamotomía. Entre los pacientes intervenidos con estimulación del Vim, o bien por un TE o bien por una enfermedad de Parkinson, no existió diferencia en los parámetros de estimulación, ya que tanto el voltaje como la frecuencia de estimulación en ambos grupos fueron similares.[10]

Dentro del grupo de pacientes del estudio multicéntrico europeo, un subgrupo del mismo (doce unilaterales, siete bilaterales) fue seguido y evaluado a largo plazo (6,5 años tras la intervención). Se comparó la respuesta del temblor *«on* estimulación» *versus* la basal preoperatoria y *versus «off* estimulación» y los resultados mostraron que la estimulación mantenía la respuesta clínica con significativa reducción en las escalas de evaluación tanto del temblor (41 % de reducción), como de la calidad de vida.[11] Sin embargo, las escalas mostraron una pérdida de eficacia del 14 % entre la evaluación a largo plazo con las del año tras la cirugía. Así, el temblor de acción de las extremidades superiores a los doce meses había mejorado un 71 %, y a los 6,5 años el beneficio era de un 50 % al compararla con la basal. También el temblor postural mejoró un 83 % al año y un 70 % a largo plazo[11] (véase la tabla 2).

En el estudio multicéntrico americano, los resultados de los pacientes con estimulación talámica para TE no fueron tan significativos como los europeos a largo plazo.[12,13] Así, en 26 pacientes intervenidos y referidos por Pahwa y cols., en los unilaterales (16 sujetos), la reducción del temblor fue del 75 % con un 51 % de mejoría en las actividades de la vida diaria. Sin embargo, la mejoría en los bilaterales (7 pacientes) fue de un 65 % en la extremidad superior izquierda y de un 82 % en la derecha, comparada con la basal y del 36 % para las actividades de la vida diaria.[13] En el estudio, un porcentaje importante de pacientes (27 % del grupo) requirió revisión quirúrgica por diferentes complicaciones, además de los usuales recambios de batería, por lo cual los criterios de selección de pacientes bilaterales fueron restringidos[13] (véase la tabla 2).

Autor (año)	Número de pacientes uni/ bilateral	Edad	Seguimiento (meses)	Reducción temblor	Reducción funcional	Actividades de la vida diaria
Koller y cols.[12] (1997)	29/0	67	12	60 %	50-63 %	
Limousin y cols.[10] (1999)	28/9	63	12	> 75 %	44 %	80 %
Sydow y cols.[11] (2003)	12/7	62	80	50-70 %	37 %	39 %
Putzke y cols.[15] (2004)	29/23	72	36	> 83 %		> 63 %
Lee y cols.[17] (2005)	0/19	60	27	P < 0,005	36 - 50 % P = 0,003	
Pahwa y cols.[13] (2006)	15/7	71	60	65-86 %	35-57 %	

Tabla 2.

Estudios de estimulación talámica para el tratamiento del temblor esencial (TE).

Rehncrona y cols. publicaron un estudio sobre 19 pacientes tratados con TE a largo plazo (6-7 años) mostrando una mejoría significativa (67 % en el temblor de acción; p < 0,025), así como en el temblor cinético y también en los tests funcionales realizados (p < 0,025).[14] Los autores evaluaron a los pacientes con doble ciego aleatorizado y con un diseño cruzado entre estimulación *«on/off»* en cada visita. En este grupo de pacientes no se apreció una pérdida de eficacia de la estimulación durante el tiempo de seguimiento al comparar la situación *«off* estimulación» con la basal preoperatoria.[14]

Putzke y cols. publicaron su experiencia en 35 pacientes con TE, 27 de ellos al año, 23 pacientes a los dos años y siete a los tres años desde la intervención quirúrgica. La mejoría del temblor de acción fue de un 83 % y de un 63 % en las escalas de calidad de vida.[15] Los autores no han referido empeoramiento del temblor con el tiempo, aunque el seguimiento no ha sido tan largo como el de otras series quirúrgicas.[15]

En los estudios clínicos tratados, algunos autores describen el mantenimiento de la eficacia de la estimulación a largo plazo,[13-15] mientras que otros han mostrado un claro empeoramiento en el temblor por una pérdida de eficacia, a pesar de los cambios de parámetros durante el seguimiento.[11] No queda claro este concepto, ya que podría depender de la evolución de la enfermedad o de la cirugía, es decir de la colocación de los electrodos en la diana deseada. Así, algunos autores han publicado que los pacientes con TE intervenidos y seguidos a largo plazo mostraron una pérdida de eficacia (4 de 22 intervenidos) a los 39 meses de la cirugía y, en el análisis, se encontró una colocación subóptima del electrodo en estos pacientes. Otros autores han estudiado la relación entre la eficacia a largo plazo y la colocación final del electrodo desde el punto estereotáctico, ya que la edad, progresión de la enfermedad o años con clínica no fueron parámetros significativos en la pérdida de eficacia. Como conclusión sobre este punto, podemos decir que existe una pérdida de eficacia en la estimulación talámica con los años al ser comparada con los resultados al año de la cirugía y que esto puede deberse más a condiciones de la propia cirugía, como la colocación subóptima de los electrodos en la diana, que a subtipos clínicos entre los pacientes con TE intervenidos.

Un aspecto que debemos destacar es el beneficio del temblor cefálico tras la estimulación. Según los distintos estudios, el beneficio clínico es mayor en los tratados con estimulación bilateral. Así, Limousin, en el estudio europeo, describió un beneficio del temblor cefálico al año del 15 % en los pacientes unilaterales contra el 85 % en los bilaterales, y Sydow, en el mismo grupo de pacientes a largo plazo, refiere un 45 % en 12 unilaterales contra 85 % en los bilaterales (10, 11). Obwegeser y cols., en 11 pacientes unilaterales y 11 bilaterales seguidos durante un año, los primeros mejoraron un 38 % y los segundos un 95 % las escalas de evaluación.[16]

4.1 Complicaciones

Además de las relacionadas con el acto quirúrgico, cuyo porcentaje es similar al de otras dianas quirúrgicas a corto plazo, queremos describir las complicaciones a largo plazo asociadas con la estimulación del Vim. Aquí, también, deberemos diferenciar entre el estudio cooperativo europeo y el americano. En el primero, en 19 pacientes seguidos con efectos adversos, cuatro de ellos presentaron disartria –sobre todo los bilaterales–; tres pacientes tuvieron alteraciones de la marcha, y 2 pacientes con infección por erosiones del sistema de estimulación tuvieron que ser reintervenidos.[10,11,13] Pahwa y cols. en 29 pacientes seguidos a largo plazo refieren disartria e incoordinación en el 17 % de los unilaterales y el 63 % de los bilaterales; hipofonía y somnolencia en el 6 % de los unilaterales y 25 % de los bilaterales; incoordinación en el 38 % de los bilaterales y disfagia en el mismo grupo en un 13 % de los intervenidos.[13] Además, debemos añadir las complicaciones relacionadas con el propio sistema de estimulación por lo que pueden existir escaras e infecciones, ruptura o migración de electrodos que conlleven la pérdida de la eficacia clínica a largo plazo. Debido al elevado porcentaje de complicaciones, los autores recomiendan la cirugía unilateral para el TE, mientras que la estimulación bilateral debería ser recomendada con precaución por las complicaciones, sobre todo de disartria y marcha.[13]

5 Resultados de temblor en la enfermedad de Parkinson tras la estimulación talámica

El temblor es uno de los signos capitales en la EP y se trató con talamotomía hasta la llegada de la dopa como tratamiento sustitutivo en la década de 1960. El temblor parkinsoniano puede tener una insuficiente respuesta al tratamiento farmacológico y obligar a prescribir altas dosis de levodopa en algunos pacientes, pero incluso así el signo puede persistir, ya que es el más resistente a la medicación. Por otro lado, mantener altas dosis de levodoterapia hará que los pacientes presenten fluctuaciones con una mayor antelación. La estimulación del Vim se aplica en pacientes con EP de gran predominio tremórico, con mala respuesta a la medicación, con poca bradicinesia o signos axiales y cuando la mejoría del temblor conlleve un gran beneficio del paciente, así como una reducción en la medicación. Sin embargo, tras la introducción de la estimulación del NST, esta diana ha llevado a una gran reducción de la estimulación talámica en los pacientes con EP.

Una de las mayores fuentes de pacientes tratados con estimulación talámica fue el estudio multicéntrico europeo publicado en 1999 por Limousin y cols. y en el cual fueron seguidos 74 pacientes con predominio tremórico durante doce meses.[10] Tanto el temblor de reposo como el de acción mejoraron de manera significativa en estos pacientes con EP (p < 0,001) con una reducción de dos puntos en la escala en el 85 % de los electrodos implantados. También los ítems número 8 (escritura) y número 6 (temblor invalidante) se redujeron dramáticamente con la estimulación. En la evaluación al año, signos como la rigidez y la bradicinesia mejoraron significativamente, aunque los signos axiales, como la estabilidad postural y la marcha no lo hicieron.[10]

Un grupo de 38 pacientes de este estudio ha sido seguido y evaluado durante un período de seis años.[18] En el seguimiento se ha apreciado el mantenimiento del beneficio del temblor a largo plazo (8,4 puntos de basal; 2,0 al año, y 0,6 a los seis años). Por lo tanto, la eficacia clínica continúa, mientras que otros parámetros de la enfermedad permanecen estabilizados. Sin embargo, los signos axiales, la UPDRS motora y la dosis de medicación han empeorado durante el seguimiento de estos pacientes.[18] Respecto a las discinesias y fluctuaciones motoras tampoco se ha descrito ninguna variación a los seis años de la cirugía con la estimulación talámica por lo que se considera que no se han reducido con esta diana quirúrgica.[18]

Un estudio prospectivo multicéntrico americano sobre estimulación en temblor con 24 pacientes implantados y seguidos durante doce meses mostró una mejoría estadística al compararla con la basal preoperatoria y en catorce de los 24 pacientes la resolución del temblor fue total.[13] Sin embargo, en este grupo de pacientes, quizá por ser unilaterales, las escalas de calidad de vida no mejoraron, mientras que en el estudio europeo si lo hicieron.[12] Otros estudios clínicos han mostrado también un beneficio significativo con una reducción del 90 % del temblor en pacientes con EP sometidos a cirugía talámica.[13,14]

Tarsy y cols. describieron 17 pacientes con EP de predominio tremórico, intervenidos con Vim estimulación y con un seguimiento a largo plazo (5,5 años).[19] Los pacientes mostraron un mantenimiento en el beneficio clínico significativo en el temblor, la rigidez, el lenguaje y la estabilidad postural comparado con la evaluación al año. Sin embargo se incrementó el consumo de dopa durante el período de seguimiento.[19] Otros autores han mostrado resultados similares a largo plazo, es decir el mantenimiento de la eficacia del temblor y, por otro lado, la ausencia de progresión de otros signos clínicos, incluso en los pacientes tratados con estimulación talámica unilateral.[13] Sin embargo, y en oposición a estos resultados, Rehncrona y cols. en un grupo de veinte pacientes con EP, tratados quirúrgicamente y seguidos durante 6-7 años, han mostrado que la estimulación suprime el temblor, aunque los pacientes mostraron una progresión en su enfermedad.[14] Por lo tanto, podemos concluir que el tálamo es una buena diana para el tratamiento del temblor parkinsoniano y que el beneficio se mantiene durante años, sin embargo no tiene ningún efecto sobre otros signos clínicos de la enfermedad como los axiales y que la patología progresa en el tiempo, como se ha podido comprobar con el incremento de medicación.[14,18]

Hoy día son pocos los centros que utilizan el tálamo como diana quirúrgica para tratar el temblor parkinsoniano. Se ha podido comprobar en estudios a largo plazo, que el NST también es una diana que mejora de manera significativa el temblor de los pacientes con EP. Además, induce una serie de beneficios respecto a la bradicinesia, la rigidez y la reducción de medicación, así como un efecto antifluctuante que hace que, actualmente, sea la diana de elección en este tipo de pacientes.

En los pacientes con EP que, además del temblor, muestran rigidez y discinesias, el GPi también es una buena diana quirúrgica como lo mostraron las clásicas palidotomías que mejoraron el temblor contralateralmente a la lesión. En la porción sensitivo motora del GPi se registran neuronas tremóricas, aunque en un menor porcentaje que las que podemos registrar en el Vim o el NST, ya que son estructuras anatómicas más compactas. La estimulación palidal produce un beneficio del temblor y de los demás signos parkinsonianos, mejorando de manera significativa las escalas de evaluación de la enfermedad.

6 Resultados del temblor en esclerosis múltiple con estimulación

El temblor es una complicación frecuente y, en ocasiones, incapacitante de los pacientes con esclerosis múltiple (EM). Según distintos estudios publicados, un 50 % de los pacientes diagnosticados presentan un temblor significativo, pero también es raro que estos pacientes tengan únicamente temblor, sino que es un signo más de sus déficits neurológicos.[20] Cuando el temblor es severo e incapacita en las actividades cotidianas, se considera que el paciente podría ser un candidato quirúrgico. La cirugía de estimulación pretende reducir el temblor, aunque en estos pacientes esto puede no llevar de manera implícita una mejoría en las escalas de calidad de vida.

Hay varias publicaciones de pacientes tratados con estimulación talámica y temblor en el contexto de una EM, pero los resultados quirúrgicos son variables y oscilan entre un beneficio de un 100 % del temblor, hasta una reducción del 50 %[22-31] (véase la tabla 3). Así, Torres y cols., en una reciente revisión de diez pacientes intervenidos, describen que cinco de ellos presentaron una reducción de las escalas comparada con la basal, pero únicamente en tres sujetos la reducción fue superior al 50 %. El seguimiento de los pacientes es, en todos los estudios clínicos, alrededor de los doce meses, y no existen datos sobre la respuesta en un plazo más largo. Únicamente Schuurman y cols. han referido resultados a los cinco años en cinco pacientes intervenidos. La reducción del temblor fue significativa, pero no describieron una mejoría funcional significativa[31] (véase la tabla 3).

Se ha podido observar que los pacientes con EM intervenidos precisan frecuentes visitas para reprogramación y son más sensibles a los cambios de parámetros de estimulación que otros pacientes con temblores de diferentes patologías. Así, pequeñas reducciones del voltaje pueden conllevar un empeoramiento significativo del temblor, no tolerable por el paciente, por lo que es frecuente reprogramarlos con parámetros cada vez superiores.

Uno de los debates en estos pacientes es la respuesta de la ataxia a la cirugía, ya que responde mal a la estimulación unilateral, aunque el temblor mejore. La ataxia, está asociada a descargas proximales de la extremidad y éstas tienen una mayor dificultad en ser controladas, al igual que los temblores proximales. Es posible que el temblor proximal tenga una representación bilateral, por lo que la cirugía unilateral tendría una respuesta insuficiente. Esto podría estar relacionado con que la vía cerebelotalámica, que pasa por el *brachium* conjuntivo cerca del núcleo rojo, se bifurca en dos divisiones, por lo que podría jugar un papel en la postura.[21]

La respuesta del temblor en la EM a la cirugía es inferior a la de los pacientes con temblor por una EP o TE. Entre los factores que pueden influir estarían la afectación neurológica de la enfermedad, la ataxia, y las lesiones desmielinizantes observadas en la RNM, todo ello pueden ser factores que deben ser considerados en el resultado final de la cirugía.[25,31] Por otro lado, durante el acto quirúrgico, el número de neuronas tremóricas que se registran en estos pacientes es menor a otras patologías con temblor, y esto también podría ser un dato significativo ante una peor respuesta a la estimulación.[6]

A modo de conclusión, la estimulación talámica es una posibilidad para pacientes tremóricos incapacitados afectos de una EM. Sin embargo, el beneficio quirúrgico puede ser moderado y es variable entre pacientes, ya que puede depender de la evolución de la propia enfermedad desmielinizante. Aunque exista una reducción en las escalas del temblor, puede no estar acompañada de una mayor funcionalidad para el paciente.

7 Otros temblores tratados con estimulación

7.1 Temblor rúbrico o temblor de Holmes

La estimulación talámica también se ha aplicado a otro tipo de patologías que cursan con temblor y que son menos frecuentes. Así, el temblor rúbrico o de Holmes es secundario a una lesión a nivel de la vía cerebelo-talámica y clínicamente se caracteriza

Autor (año)	Número de pacientes	Seguimiento	Reducción del temblor	Mejoría funcional	Complicaciones
Siegfried y Lippitz.[22] (1994)	9	No conocido	100 %	No conocido	
Geny y cols.[24] (1996)	13	13 m	69 %	90 %	
Montgomery y cols.[23] (1999)	15	12 m	100 %	No conocido	
Schulder y cols.[26] (1999)	5	6 m	100 %	60 %	
Berk y cols.[28] (2002)	12	12 m	70 %	No significativo	
Hooper y cols.[27] (2002)	15	12 m	Significativo P = 0.02	P = 0,02	
Nandy y Aziz.[29] (2004)	10	No conocido	64 % t. postural 36 % t. acción		
Herzog y cols.[30] (2007)	11	No conocido	62-76 %		
Schuurman y cols.[25] (2008)	5	5 años	Significativo	No conocido	Disartria (2) Problemas de marcha
Torres y cols.[31] (2010)	10	12 m	50 % >50 % en el 30 % pac.		

Tabla 3.
Estudios de estimulación talámica para temblor por esclerosis múltiple.

por una combinación de temblores (como temblor de reposo, de acción y postural) en el contexto de una lesión denta-rubro-talámica y nigroestriatal. El temblor rúbrico suele ser resistente a la medicación y, en ocasiones, es muy invalidante, por lo que la única opción en estos pacientes es la estimulación cerebral profunda. Son pocos los casos intervenidos y publicados y siempre como *case report* con un beneficio clínico para los pacientes, aunque el seguimiento no sea largo. Romanelli y cols. describieron un caso de un paciente con temblor rúbrico en el cual, tras una estimulación del Vim, mejoraron los temblores de acción y postural, pero no así el temblor de reposo, por lo que posteriormente se le implantó un nuevo electrodo en el NST para la mejora del temblor nigroestriatal.[32]

El temblor de Holmes o temblor rúbrico suele estar relacionado con lesiones en el tronco cerebral (núcleo rojo, área prerrubral) por insultos vasculares, como infartos o hemorragias, en ocasiones, debidas a cavernomas. En nuestro centro, se intervino un paciente joven con estimulación del Vim por un cavernoma de tronco que había sangrado en dos ocasiones y que fue tratado con radiocirugía. A los tres años de dicho tratamiento, el paciente presentó un temblor cefálico y de extremidad superior derecha con un temblor de acción y de reposo que incapacitaba todos sus movimientos. El resultado de la cirugía redujo el temblor distal de acción, pero en un menor grado el temblor distónico proximal que presentaba (véanse las figuras 2 y 3).

7.2   *Temblor postraumático*

El temblor postraumático puede aparecer a los meses o años tras un traumatismo craneal severo y, generalmente, está acompañado de una lesión en tronco cerebral o cerebelo. Suele ser un temblor de tipo cinético y postural, proximal y en ocasiones llega a ser una disquinesia violenta. El temblor postraumático suele ser refractario a tratamientos médicos y también suele responder a cirugía con menor eficacia que otros temblores. Krauss publicó un estudio de 35 pacientes con temblores postraumáticos tratados con lesiones en la zona incerta a nivel ventral del Vim y del Vop con mejoría discretas a largo plazo y con escasa mejoría en las escalas de incapacidad.[33] Existen pocos trabajos de temblor postraumático y estimulación talámica, entre ellos Foote y cols. publicaron sobre tres pacientes tratados con dos electrodos talámicos, uno de ellos en Voa-Vop y otro en Vop-Vim. Con la doble implantación, los autores trataban de ampliar el campo de la estimulación y de llegar a alterar la vía cerebelo-talámica y la pálido-talámica que con un único electrodo tendrían un campo de estimulación menor.

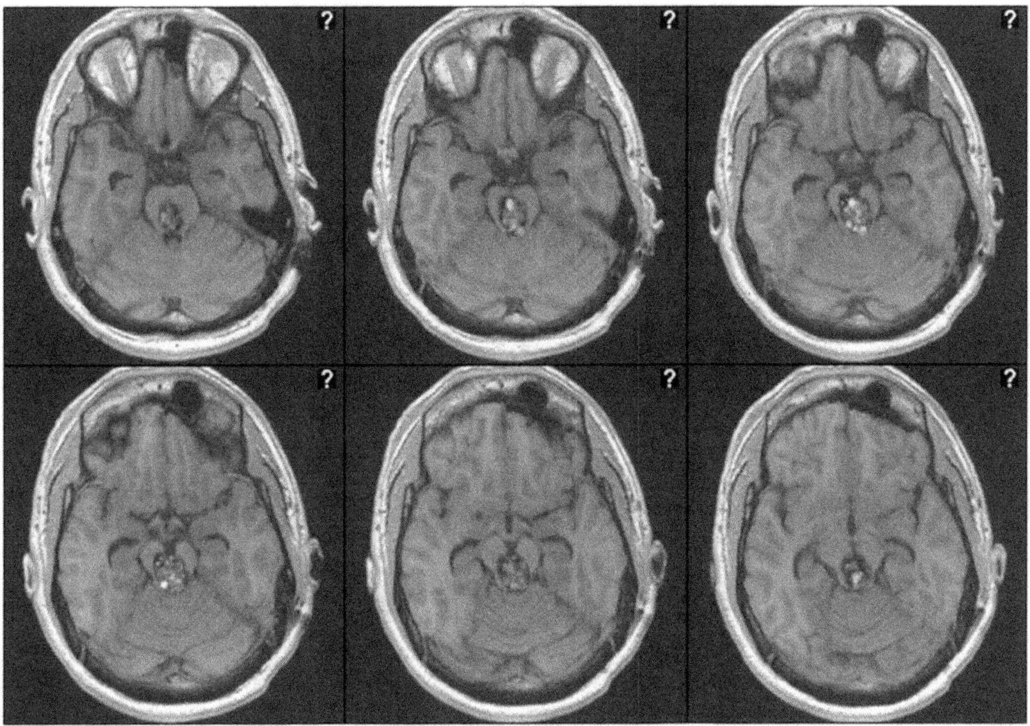

Figura 2.

Paciente con un cavernoma a nivel bulbo mesencefálico que sangró en dos ocasiones. Fue tratado con radiocirugía al no ser considerado como quirúrgico. Tres años después de dicho tratamiento comenzó con un temblor de reposo y de acción en extremidad superior derecha, así como con descargas de tronco y cefálicas, por lo que consultó en nuestro centro. Se le diagnosticó temblor de Holmes o temblor rúbrico y se intervino con una estimulación talámica con buen resultado.

7.3   Temblor postinfarto

También otros temblores debidos a otras causas y que son refractarios a tratamientos médicos han sido tratados con estimulación talámica. Así, el temblor postinfarto secundario a lesiones vasculares a nivel tálamo geniculado por afectación de las arterias coroideas posteriores, tanto mediales como laterales, puede conllevar un cuadro tremórico de difícil tratamiento. La estimulación talámica puede reducir el temblor, pero en los casos descritos no existe una mejoría funcional en los pacientes tratados. Así Yamamoto y cols. intervinieron a seis pacientes, y refirieron que las intensidades de estimulación eran más altas que en otros pacientes con temblor parkinsoniano o por TE.[34] Otros autores han descrito un paciente con un temblor postinfarto portador de dos electrodos, uno de

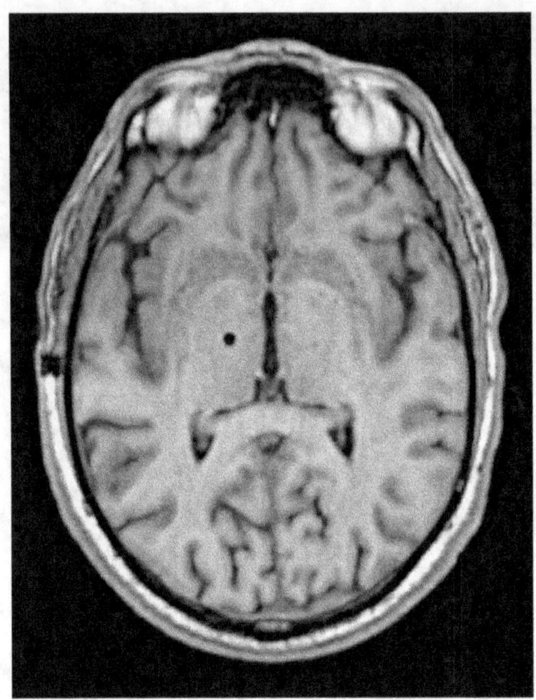

Figura 3.

RNM del paciente descrito con el electrodo en el tálamo (Vim-Vop como diana quirúrgica).

ellos a nivel Vop-Vim y otro en el GPi mostrando una reducción de la intensidad del mismo con la estimulación palidal.

7.4   Temblor ortostático

Se han publicado también estudios sobre pacientes con temblor ortostático sin respuesta a medicación y con gran incapacidad, que han sido tratados con estimulación talámica. La característica de este temblor es que su aparición tiene lugar, exclusivamente, cuando el paciente está en ortostatismo y quieto, sin deambular, y desaparece cuando el paciente comienza a caminar. En ocasiones el temblor es refractario a medicación y se hace muy invalidante para el paciente. La respuesta del temblor a la cirugía de estimulación talámica ha sido satisfactoria en los casos descritos, ya que el temblor desapareció con ésta, y fue preciso un abordaje bilateral para mejorarlo. Guridi y cols. describieron a un paciente con temblor ortostático y con buena respuesta clínica a estimulación talámica, que tanto en el EEG como en el PET con fluoro-deoxiglucosa, la supresión de la actividad cortical patológica tras la estimulación.[35]

8 Respuesta del temblor parkinsoniano a la estimulación del NST

El origen del temblor en la EP es discutido. La depleción DA induciría una actividad oscilatoria en los ganglios basales que puede generar temblor, aunque este signo clínico no lo presentan todos los pacientes con la enfermedad. Tras estudios de laboratorio en macacos parkinsonianos se comprobó que la hiperactividad eje subtálamo-palidal es capital en la manifestación de signos como la acinesia y bradicinesia. El NST, desde hace varios años, se ha erigido como la diana quirúrgica de elección en la EP, debido por un lado a la base fisiopatológica obtenida en modelos experimentales y, por otro lado, a la buena respuesta clínica y la reducción de la medicación en los pacientes intervenidos con estimulación.

El NST, al igual que otras estructuras de los ganglios basales, tiene una porción motora, asociativa y límbica. La primera se encuentra en la porción dorsal y lateral del mismo, en la cual se registran neuronas relacionadas con el movimiento y muestra una somatotopía anatómica. Así, las unidades con respuesta a movimientos activos o pasivos de la extremidad inferior estarían localizadas en la porción medial dentro de la región motora del NST; las relacionadas con la extremidad superior, en la porción lateral; y las que tienen respuesta a movimientos orofaciales y axiales, entre ambos. También se registran unidades tremóricas en los pacientes con temblor en esta estructura anatómica con la misma somatotopía descrita previamente; así, las neuronas tremóricas de extremidad superior estarían localizadas lateralmente con respecto a las de extremidad inferior. Dichas unidades descargan en sincronía con el temblor en extremidades contralaterales y la microestimulación produce una reducción/abolición de éste, por lo que se sabe que el NST es una diana quirúrgica para el tratamiento del temblor.

Ya se conocía que el temblor respondía bien a la lesión del NST, como se pudo comprobar tanto en macacos parkinsonizados tras ser tratados con MPTP (1-metil, 4 fenil, 1,2,3,6 tetrahidopiridina), así como en pacientes con EP a quienes se trató con lesión de dicha estructura. Nuestro grupo de trabajo publicó un estudio sobre un grupo de doce pacientes con EP de predominio tremórico, a quienes se intervino con estimulación subtalámica. En dicho estudio se concluyó que la respuesta de la estimulación del NST es similar a la que se puede obtener en el Vim. Los ítems 20 y 21 que evalúan este signo dentro de la Unified Parkinson's Disease Rating Scale (UPDRS), se redujeron desde 11,3 en la situación prequirúrgica, a 2,2 tras seis meses de estimulación. Otros autores publicaron resultados similares.

Cuando se analizan los resultados de distintos estudios clínicos y su evaluación a largo plazo con las escalas de la UPDRS, se puede comprobar una mejoría significativa de este signo clínico. Si comparamos el temblor preoperatorio contra la «estimulación *on*», sin medicación postoperatoria en los pacientes intervenidos en distintas series clínicas, la respuesta es de una mejoría del 68 % a los seis meses; del 81 %, a los doce meses; 84 % de reducción a los 24 meses; y del 81 %, a los cinco años. El resultado del temblor en la situación «*on* estimulación/*on* medicación» es de una mejoría del 88 % a los seis meses; 92 %, a los 12; 96 % a los 24 meses; y 97 % a los cinco años, por lo que el beneficio es significativo y está mantenido en el tiempo en los estudios a largo plazo. Por lo tanto, podemos concluir que, para los pacientes tremóricos con EP, el NST es una excelente diana, ya que el beneficio del temblor es significativo y se mantiene a largo plazo sin declinar, como puede ocurrir con los signos axiales de la enfermedad.

Actualmente se puede decir que, en los pacientes con EP de predominio tremórico, la diana de elección es el NST, habiendo sustituido al Vim talámico por mejores resultados, ya que el temblor responde en esta estructura como en el tálamo, pero además mejoran la rigidez y la bradicinesia. Otros signos como los axiales, fluctuaciones motoras y discinesias se benefician también con la estimulación del NST, aunque no lo hacían con el Vim talámico. Krack y cols. observaron en 49 pacientes con EP de predominio tremórico, intervenidos con estimulación talámica, que 32 de ellos (65 %) mostraron fluctuaciones motoras y discinesias a los cuatro años de la cirugía, a pesar de la buena respuesta del temblor a la estimulación. Por último, con el NST existe también una reducción de la medicación que con otras dianas no suele ocurrir. No existen estudios aleatorizados doble ciego para evaluar la respuesta del temblor entre Vim estimulación y NST estimulación.

9   Mecanismo de acción de la estimulación

Actualmente no se conoce el mecanismo de acción de la estimulación cerebral profunda en una diana determinada. En un primer momento se comprobó que la estimulación a alta frecuencia, por encima de 100 Hz, abolía el temblor, mientras que esto no ocurría si la frecuencia en la estimulación era inferior. Así, el mecanismo de acción sería de una inhibición de las descargas de las unidades tremóricas y en este sentido el efecto clínico de la estimulación sería similar a la lesión. En estudios realizados en neuronas aisladas en el laboratorio y en animales de experimentación, se ha comprobado que el patrón de estimulación introducido inhibiría las descargas de las unidades y actuaría rompiendo el patrón anormal de los ganglios basales hacia el tálamo y el *cortex*. Pero no está claro sobre qué se estimula, ya que los somas neuronales tienen un umbral más alto que los axones y, sobre todo, los gruesos mielinizados cuyo umbral de respuesta es más bajo a la estimulación eléctrica.

Los distintos efectos comprobados inducen a pensar que la estimulación actuaría de diferente manera en las distintas dianas. Los estudios realizados en ratas han mostrado que, en un núcleo, determinadas frecuencias por encima de 50 Hz inducen un bloqueo completo del *firing* de dicha estructura. Así, cada estímulo excita el axón desde el estriado o GPe (globo pálido externo) y, en respuesta a ellos, estas terminales liberan el neurotransmisor GABA (ácido gamma amino butírico) que, a través de los receptores, producen una inhibición postsináptica. Este mecanismo de acción ocurriría en la estimulación del GPi. Sin embargo, en otras dianas, como el Vim o NST, la actuación se podría deber a un incremento en la concentración de ácido glutámico como neurotransmisor, en respuesta a la estimulación sobre sus núcleos de proyección, como son la sustancia negra *reticulata* o el GPe.

Estudio similares que registran la actividad de descarga del GPi en animales con estimulación del NST han mostrado efectos opuestos, ya que para unos autores la estimulación subtalámica reduciría la actividad de descarga del GPi y para otros, la incrementaría. Por lo tanto, los estímulos utilizados podrían activar los axones e inhibir un núcleo o diana determinada, o bien por liberación presináptica de un neurotransmisor inhibidor, o bien por una disfunción sobre la red neuronal al romper la frecuencia y patrón de descarga neuronal de un sistema considerado como patológico.

10 Conclusión

La respuesta del temblor a la estimulación es variable y dependiente de la fisiopatología del proceso inicial. Así, el temblor de reposo de los pacientes parkinsonianos responde mejor que el temblor de acción de los pacientes con una enfermedad desmielinizante. Asimismo, un temblor de acción a nivel proximal en la extremidad superior responde peor que uno distal a la cirugía. La relación entre la respuesta quirúrgica y el registro de neuronas tremóricas en el estudio fisiológico podría estar relacionada, ya que en unas patologías el encontrar estas unidades durante la cirugía es más frecuente que en otras.

Bibliografía

1.   Albe-Fessard D, Arfel G, Guiot G. Activités électriques caracteristiques de quelques structures cérébrales chez l'homme. Ann Chir. 1963; 17:1.185-214.
2.   Benabid AL, Pollak P, Gervason C *et al*. Long-term suppression of tremor by chronic stimulation of the ventral intermediate thalamic nucleus. Lancet. 1991; 337: 403-6.
3.   Schuurman PR, Bosch AD, Bossuyt PM, Bonsel GJ, Van Someren JW, De Bie R *et al*. A comparison of continuous thalamic stimulation and thalamotomy for suppression of severe tremor. N Engl J Med. 2000; 342: 461-8.
4.   Hassler R. Anatomy of the thalamus. En Shaltenbrand G, Baily P, editores. Introduction to stereotaxis with an atlas of the human brain. Stuttgart Thieme. 1959, 230-90.
5.   Hirai T, Jones EG. A new parcellation of the human thalamus on the basis of histochemical staining. Brain Res Rev. 1989; 14: 1-34.
6.   Brodkey J, Tasker RR, Hamani C, McAndrews MP, Dostrovsky JO, Lozano AM. Tremor cells in the human thalamus: differences among neurological disorders. J Neurosurg. 2004; 101: 43-7.
7.   Taren J, Guiot G, Derome P, Trigo JC. Hazards of stereotaxic thalamectomy. Added safety factor in corroborating X-ray target localization with neurophysiological methods. J Neurosurg. 1968; 29: 173-82.
8.   Tasker RR, Kiss ZHT. The role of the thalamus in fuctional neurosurgery. Neurosurg Clin North Am. 1995; 6: 73-104.
9.   Louis ED, Ottman R, Hauser WA. How common is the most common adult movement disorder? Estimates of the prevalence of essential tremor troughout the world. Mov Disord. 1998; 13: 5-10.
10. Limousin P, Speelman JD, Gielen F, Janssens M. Multicentre European study of thalamic stimulation in parkinsonian and essential tremor. J Neural Neurosurg Psychiatry. 1999; 66: 289-96.
11. Sydow O, Thobois S, Alesch F, Speelman JD. Multicentre European study of thalamic stimulation in essential tremor: a six year follows up. J Neurol Neurosurg Psychiatry. 2003; 74:1.387-91.
12. Koller W, Pahwa R, Busenbark K, Hubble J, Wilkinson S, Lang A *et al*. High-frequency unilateral thalamic stimulation in the treatment of essential and parkinsonian tremor. Ann Neurol. 1997; 42: 292-99.
13. Pahwa R, Lyons KL, Wilkinson SB, Simpson RK Jr, Ondo WG, Tarsy D *et al*. Long term evaluation of deep brain stimulation of the thalamus. J Neurosurg. 2006; 104: 506-12.
14. Rehncrona S, Johnels B, Widner H, Tornqvist AL, Hariz M, Sydow O. Long term efficacy of thalamic deep brain stimulation for tremor: double blind assessment. Mov Disord. 2003; 18: 163-70.
15. Putzke JD, Wharen RE, Obwegeser AA, Wszolek ZK, Lucas JA, Turk MF *et al*. Thalamic deep brain stimulation for essential tremor: recommendations for long term outcome analysis. Can J Neurol Sci. 2004; 31: 333-42.
16. Obwegeser AA, Uitii EJ, Turk MF, Strongosky AJ, Wharen RE. Thalamic stimulation for the treatment of midline tremor in essential tremor patients. Neurology. 2000; 54: 2.342-4.
17. Lee J, Kondziolka D. Thalamic deep brain stimulation for management of essential tremor. J Neurosurg. 2005; 103: 400-3.
18. Hariz MI, Krack P, Alesch F, Augustinsson L-E, Bosch A, Ekberg R *et al*. Multicentre European study of thalamic stimulation for Parkinson's disease: a 6 year follow-up. J Neurol Neurosurg Psychiatry. 2008; 79: 694-9.
19. Tarsy D, Scollins L, Corapi K, O'Herron S, Apetauerova D, Norregaard T. Progression of Parkinson's disease following thalamic deep brain stimulation for tremor. Sterotact Funct Neurosurg. 2005; 83: 222-7.
20. Cavallo M, Eleopra R, Biguzzi S, Sarubbo S. Deep brain stimulation in the management of multiple sclerosis tremor. Neurolog Sci. 2006; 27: s331-4.
21. Schultz W, Montgomery EB, Maine R. Proximal limb movements in response to microstimulation of primate dentate and interpositus

nuclei mediated by brainstem structures. Brain. 1979; 102: 127-46.

22. Siegfried J, Lippitz B. Chronic electrical stimulation of the VL-VPL complex and of the pallidum in the treatment of movement disorders: personal experience since 1982. Strerotac Funct Neurosurg. 1994; 62:71-5.

23. Montgomery EBJ, Baker KB, Kinkel RP, Barnett G. Chronic thalamic stimulation of the tremor of the multiple sclerosis. Neurology. 1999; 53: 625-8.

24. Geny C, Nguyen JP, Pollin B, Feve A, Ricolfi F, Cesaro P *et al*. Improvement of severe postural cerebellar tremor in multiple sclerosis by chronic thalamic stimulation. Mov Disord. 1996; 11: 489-94.

25. Schuurman P, Bosch D, Merkus MP, Speelman JD. Long term follow up of thalamic stimulation *versus* thalamotomy for tremor suppression. Mov Disord. 2008; 23:1.146-53.

26. Schulder M, Sernas T, Mahalick D Adler R, Cook S. Thalamic stimulation in patients with multiple sclerosis. Stereotac Funct Neurosurg. 1999; 72: 196-201.

27. Hooper J, Taylor R, Pentland B, Whittle I. A prospective study of thalamic deep brain stimulation for the treatment of movement disorders in multiple sclerosis. Bri J Neurosurg. 2002; 16: 102-9.

28. Berk C, Carr J, Sinden M Martzke J, Honey C. Thalamic deep brain stimulation for the treatment of tremor due to multiple sclerosis: a prospective study of tremor and quality of life. J Neurosurg. 2002; 97: 815-20.

29. Nandi D, Aziz TZ. Deep brain stimulation in the management of neurophatic pain and multiple sclerosis tremor. J Clin Neurophysiol. 2004; 21: 31-9.

30. Herzog J, Hamel W, Wenzelburger R, Pötter M, Pinsker MO, Bartussek J *et al*. Kinematic analysis of thalamic *versus* subthalamic neurostimulation in postural and intention tremor. Brain. 2007; 130:1.608-25.

31. Torres C, Moro E, López-Ríos A, Hodaie M, Chen R, Laxton AW *et al*. Deep brain stimulation of the ventral intermediate nucleus of the thalamus for tremor in patients with multiple sclerosis. Neurosurgery. 2010; 67: 646-51.

32. Romanelli P, Bronte-Stewart H, Courtney T, Heit G. Possible necessity deep brain stimulation of both the ventralis intermedius and subthalamic nuclei to resolve Holmes tremor. J Neurosurg. 2003; 99: 566-71.

33. Krauss J, Mohadier M, Nobbe F, Mundinger F. The treatment of posttraumatic tremor by stereotactic surgery. J Neurosurg. 1994; 80: 810-19.

34. Yamamoto T, Katayama Y, Kano T, Kobayasi K, Oshima H, Fukaya C. Deep brain stimulation for the treatment of parkinsonian, essential, and poststroke tremor: a suitable stimulation method and changes in effective stimulation intensity. J Neurosurg. 2004; 101: 201-09.

35. Guridi J, Rodríguez-Oroz MC, Arbizu J, Alegre M, Prieto E, Landecho I *et al*. Successful thalamic deep brain stimulation for orthostatic tremor. Mov Disord. 2008; 23:1.808-11.

Anexo 1. Plataforma digital didáctica

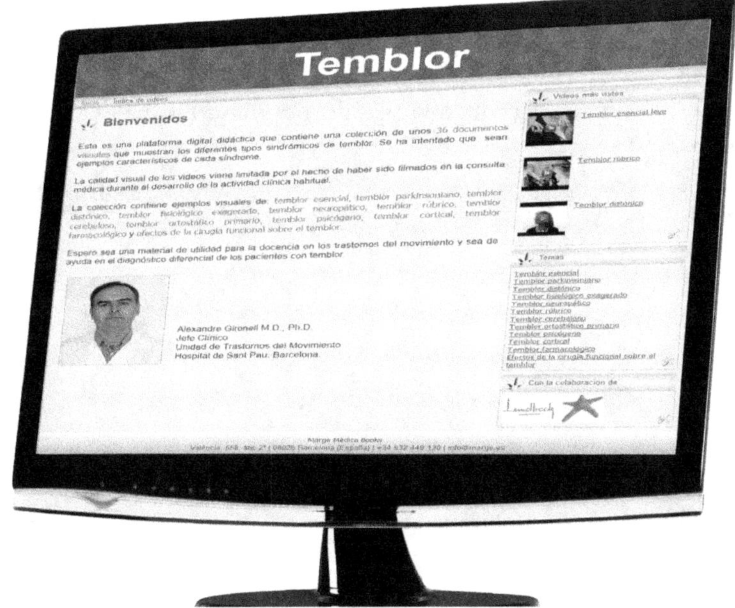

Los contenidos de esta obra se complementan con la plataforma digital didáctica Temblor: una colección de 36 documentos visuales que muestra una variedad significativa de casos de los diferentes tipos sindrómicos de temblor, filmados en la consulta médica durante el desarrollo de la actividad clínica habitual. Los recursos que se ofrecen en la plataforma digital son de gran utilidad para la docencia en los trastornos del movimiento y para el diagnóstico diferencial de los pacientes con temblor.

La colección contiene ejemplos visuales de:

- Temblor esencial.
- Temblor parkinsoniano.
- Temblor distónico.
- Temblor fisiológico exagerado.
- Temblor neuropático.
- Temblor rúbrico.

- – Temblor cerebeloso.
- – Temblor ortostático primario.
- – Temblor psicógeno.
- – Temblor cortical.
- – Temblor farmacológico.
- – Efectos de la cirugía funcional sobre el temblor.

Puede acceder a la plataforma digital didáctica Temblor en el sitio web:

www.videostemblor.com

Anexo 2. Escalas clínicas del temblor

Temblor esencial

Escala de temblor Fahn-Tolosa (apartado A)

(Fahn S, Tolosa E, Marín C. Clinical rating scale for tremor. En: Jankovic J, Tolosa E., editores. Parkinson's disease and movement disorders. Baltimore: Urban & Schwarzenberg: 225-234.1988.)

Nombre: .... Hosp.: ....

Diagnóstico: .... Edad: .... Sexo: ....Fecha: ....

1. Temblor facial	Rep.	Post.	Acción/Int. xxxxx	TOTAL
2. Temblor lingual				
3. Temblor voz	xx	xxx		
4. Temblor cabeza	xxxxx			
5. Temblor ESD				
6. Temblor EID				
7. Temblor tronco	xxxxx			
8. Temblor ESI				
9. Temblor EII				

SUBTOTAL A:______

10. Escritura (sólo dominante)	Derecha	Izquierda	TOTAL
11. Dibujar A			
12. Dibujar B			
13. Dibujar C			
14. Verter			

SUBTOTAL B:______

15. Hablar
16. Comer
17. Beber
18. Higiene
19. Vestirse
20. Escribir
21. Trabajar

SUBTOTAL C:______

TOTAL (A + B + C) =________

Escala de temblor Fahn-Tolosa (apartado B)

NOMBRE .... FECHA ....

ESCRITURA:
Ésta es una muestra de mi escritura. Fecha. Firma.

DIBUJAR: mano derecha y mano izquierda.
(Dibujar una línea que una las dos cruces (la inicial y la final) entre las espirales y las líneas).

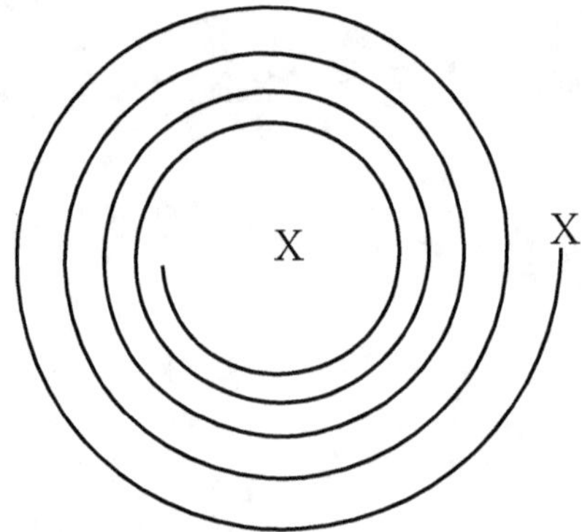

MEDICACIÓN/OBSERVACIONES:

Escala de temblor Fahn-Tolosa (apartado C)

Valoración global por el examinador: Iniciales del examinador ....

0 = Sin capacidad funcional.
1 = Incapacidad leve.   1-24 %
2 = Incapacidad moderada.   25-49 %
3 = Incapacidad marcada.   50-74 %
4 = Incapacidad severa.   75-100 %

Puntuación: ....

Valoración global por el paciente:
0 = Sin capacidad funcional.
1 = Incapacidad leve.   1-24 %
2 = Incapacidad moderada.   25-49 %
3 = Incapacidad marcada.   50-74 %
4 = Incapacidad severa.   75-100 %

Puntuación: ....

Valoración subjetiva del paciente en relación a la última visita:
+ 3 = Mejoría marcada.   (50-100 % mejoría)
+ 2 = Mejoría moderada.   (25-49 % mejoría)
1 = Mejoría leve.   (10-24 % mejoría)
0 = Sin cambios.

– 1 = Empeoramiento leve.   (10-24 % empeoramiento)
– 2 = Empeoramiento moderado.   (25-49 % empeoramiento)
– 3 = Empeoramiento marcado.   (50-100 % empeoramiento)

Puntuación: ....

Cálculo: Puntuación total/puntuación máxima posible = % de severidad (la puntuación máxima posible es 144).

Instrucciones de realización

1-9 Temblor:

0 = Nada.

1 = Leve (amplitud < 0,5 cm). Puede ser intermitente.

2 = Moderada amplitud (0,5- 1 cm). Puede ser intermitente.

3 = Marcada amplitud (1-2 cm).

4 = Severa (amplitud > 3 cm).

10. Escritura:

0 = Normal.

1 = Mínimamente anormal. Levemente tembloroso.

2 = Moderadamente anormal. Legible, pero con considerable temblor.

3 = Marcadamente anormal. Ilegible.

4 = Severamente anormal. Incapaz de poner la pluma o el bolígrafo en el papel sin sujetar una mano con otra.

11-13. Delinear:

0 = Normal.

1 = Levemente temblorosa. Puede cruzar las líneas ocasionalmente.

2 = Moderadamente temblorosa o cruza las líneas frecuentemente.

3 = Realiza la tarea con gran dificultad. Muchos errores.

4 = Incapaz de completarla.

14. Verter:

0 = Normal.

1 = Más cuidadosa que una persona sin temblor, pero sin derramar agua.

2 = Derrama una pequeña cantidad de agua (alrededor del 10 %).

3 = Derrama bastante agua (10-50 %).

4 = Incapaz de verterla sin derramar casi toda el agua.

15. Habla:

0 = Normal.
1 = Levemente temblorosa sólo cuando está nerviosa.
2 = Levemente temblorosa siempre.
3 = Moderado temblor de voz.
4 = Severo temblor de voz. Algunas palabras difíciles de entender.

16. Comer:

0 = Normal.
1 = Levemente anormal. Puede llevarse los alimentos a la boca, derramándolos raramente.
2 = Moderadamente anormal. Frecuentemente derrama los guisantes y similares.
3 = Marcadamente anormal. Incapaz de cortar o no usar las dos manos para comer.
4 = Severamente anormal. Necesita ayuda para comer.

17. Llevar líquidos a la boca:

0 = Normal.
1 = Levemente anormal. Puede usar la cuchara, pero no si está completamente llena.
2 = Moderadamente anormal. Incapaz de usar la cuchara. Usa copa o vaso.
3 = Marcadamente anormal. Puede beber en vaso, pero necesita las dos manos.
4 = Severamente anormal. Necesita usar una cañita.

18. Higiene:

0 = Normal.
1 = Levemente anormal. Lo realiza todo, pero cuidadosamente.
2 = Moderadamente anormal. Lo realiza todo, pero con errores. Debe utilizar maquinilla eléctrica a causa del temblor.
3 = Marcadamente anormal. Incapaz de realizar las tareas finas, tales como pintarse los labios o afeitarse (incluso con máquina eléctrica) sin usar las dos manos.
4 = Severamente anormal. Incapaz de realizar solo cualquier tarea fina.

19. Vestirse:

0 = Normal.

1 = Levemente anormal. Capaz de hacerlo todo, pero de una forma cuidadosa.

2 = Moderadamente anormal. Capaz de hacerlo todo, pero con errores.

3 = Marcadamente anormal. Necesita asistencia para abotonarse u otras actividades, como abrocharse los zapatos.

4 = Severamente anormal. Requiere asistencia incluso en las tareas básicas.

20. Escribir:

0 = Normal.

1 = Levemente anormal. Legible; capaz de escribir cartas largas.

2 = Moderadamente anormal. Legible; no puede escribir cartas largas.

3 = Marcadamente anormal. Ilegible.

4 = Severamente anormal. Incapaz de firmar.

21. Trabajo:

0 = El temblor no interfiere en el trabajo.

1 = Capaz de trabajar, pero necesita ser más cuidadoso que una persona normal.

2 = Capaz de trabajar, pero con errores. Empeoramiento de su rendimiento laboral por causa del temblor.

3 = Incapaz de un trabajo regular. Puede haber cambiado de trabajo a causa del temblor; éste limita las labores del hogar, como el planchado.

4 = Incapaz de realizar cualquier trabajo. Las labores de la casa son muy limitadas.

Temblor esencial

Escala del vaso

(Gironell A, Martínez-Corral M, Pagonabarraga J, Kulisevsky J. Parkinsonism & Related Disorders. 2010; 16: 412-4.)

Se pregunta al paciente: *«Durante la última semana, cuando está sentado en la mesa, ¿cómo lo hace para beber un vaso de agua con las manos?»*.

Puntuaciones:

I- No tengo dificultades.
II- Puedo beber con una mano, pero debo llenar el vaso con menos líquido para evitar derrames.
III- No puedo beber con una mano, necesito las dos.
IV- No puedo beber con las manos, necesito una cañita.

Si el temblor sólo afecta a las extremidades superiores, la puntuación de la escala del vaso es seguida por «A». En caso de temblor que afecte otros ámbitos como la cabeza, el tronco y la voz, la puntuación es seguida por «B».

Escala autoadministrada de afectación del temblor en actividades de la vida diaria

(Bain PG, Findley LJ, Atchinson P Behari M, Vidailhet M, Gresty M et al. J Neurol Neurosurg Psychiatry. 1993; 56: 868-73.)

Marque con un círculo el número según la facilidad o dificultad en la realización de las siguientes actividades:

Grado de dificultad

1. Realizo la actividad sin ninguna dificultad.
2. Realizo la actividad con alguna dificultad.
3. Realizo la actividad con mucha dificultad.
4. No puedo realizar esta actividad.

Actividades

1.	Cortar la comida con cuchillo y tenedor	1	2	3	4
2.	Utilizar una cuchara para comer sopa	1	2	3	4
3.	Aguantar una taza de café	1	2	3	4
4.	Servirse leche de una botella o tetrabrick	1	2	3	4
5.	Lavar y secar platos	1	2	3	4
6.	Lavarse los dientes	1	2	3	4
7.	Utilizar un pañuelo para sonarse	1	2	3	4
8.	Utilizar el baño	1	2	3	4
9.	Utilizar el lavabo	1	2	3	4
10.	Lavarse la cara y las manos	1	2	3	4
11.	Realizar un nudo en los zapatos	1	2	3	4
12.	Abotonarse	1	2	3	4
13.	Silbar	1	2	3	4
14.	Escribir una carta	1	2	3	4
15.	Colocar una carta en un sobre	1	2	3	4
16.	Coger y leer el periódico	1	2	3	4
17.	Marcar un número de teléfono	1	2	3	4
18.	Hablar por teléfono	1	2	3	4
19.	Mirar la televisión	1	2	3	4
20.	Recoger el cambio en una tienda	1	2	3	4
21.	Enchufar una clavija	1	2	3	4
22.	Cerrar una puerta con llave	1	2	3	4
23.	Subir y bajar escaleras	1	2	3	4
24.	Levantarse de un sillón	1	2	3	4
25.	Coger una bolsa llena	1	2	3	4

Temblor parkinsoniano

Unified Parkinson's Disease Rating Scale (UPDRS)

(Fahn S, Elton RL. Recent developments in Parkinson's disease.
1987 vol 2. Macmillan Health Care information: Florham Park, NJ; 153-64.)

Parte 2. Actividades de la vida diaria

16. Temblor:

0 = Ausente.
1 = Discreto; infrecuentemente presente. No resulta molesto para el paciente.
2 = Moderado; molesto para el paciente.
3 = Intenso; interfiere con muchas actividades.
4 = Marcado; interfiere en la mayoría de las actividades.

Parte 3. Exploración de aspectos motores

20. Temblor de reposo en MMSS:

0 = Ausente.
1 = Discreto e infrecuentemente presente.
2 = Discreto en amplitud y persistente; o de amplitud moderada, pero presente sólo
    de forma intermitente.
3 = De amplitud moderada y presente la mayor parte del tiempo.
4 = De gran amplitud y presente la mayor parte del tiempo.

21. Temblor de reposo en MMII:

0 = Ausente.
1 = Discreto e infrecuentemente presente.
2 = Discreto en amplitud y persistente; o de amplitud moderada, pero presente sólo
    de forma intermitente.
3 = De amplitud moderada y presente la mayor parte del tiempo.
4 = De gran amplitud y presente la mayor parte del tiempo.

22. Temblor de acción o postural de las manos:

0 = Ausente.

1 = Leve; presente con la acción.

2 = De amplitud moderada; presente con la acción.

3 = De amplitud moderada al mantener la postura en el aire, así como al realizar la acción.

4 = De gran amplitud; interfiere en la alimentación.

Índice analítico

acelerometría, 103, 158, 162-166

ácido valproico, 54, 169, 170, 171

agonistas dopaminérgicos, 52, 157, 158, 171

alcohol, 54, 57, 78, 88, 91, 95, 97, 143, 160, 168, 169, 173

alcoholismo, 55, 57, 95, 143, 144, 160

alprazolam, 164, 165, 171, 172, 174

análisis espectral cruzado, 110

anticolinérgicos, 157, 169

armónicos, 110, 111

asterixis, 112, 121

ataxia espinocerebelosa, 70, 79

buspirona, 168

cannabinoides, 168

cerebelo, 21, 22, 24, 28-30, 33, 65, 71, 88, 91, 94, 95, 133, 138, 141, 145, 147, 168, 178, 179, 190-192

clonazepam, 33, 36, 165, 167, 169-171, 174

clozapina, 165

coactivación, 117

degeneración córtico-basal, 31, 138, 140

demodulación, 106

distonía, 11, 34, 37, 47, 55, 56, 65, 70, 71, 75, 76, 88, 90, 92-94, 124, 125, 140, 167

DRD3, 68, 71, 72, 75, 83

electromiografía de superficie, 35, 103, 122

enfermedad de Parkinson (EP), 19, 45, 65, 112, 118, 132, 157, 177

enfermedad de Wilson, 56

epidemiología descriptiva, 45, 46

escala del vaso, 159-161, 166, 209

esclerosis múltiple, 11, 14, 29, 55, 94, 168, 178, 189, 191

espectro de coherencia, 110

estimulación talámica, 178, 183, 185-196

estudios «puerta a puerta», 47, 49, 51, 52

ETM1, 67, 68, 71, 72

ETM2, 67-69, 82

ETM3, 67, 68, 70

Etosuximida, 159

Fenobarbital, 169

fenómeno de arrastre, 116

frecuencia de resonancia, 24, 112

GABA, 147, 164, 197

Gabapentina, 36, 164, 166, 169, 171, 184

gesto antagonista, 34, 92, 125

hepatopatía crónica, 145

HNMT, 72, 213

ictus, 11, 146, 168

incidencia, 19, 45, 46, 48-53, 55-58, 76, 164

inhibición recíproca, 125

isoniazida, 166, 171

levetiracetam, 166, 169

levodopa, 52, 74, 75, 79, 157, 158, 169, 171, 187

LINGO1, 72, 75, 83

minipolimioclonías, 31, 32, 112, 121-123

mirtazapina, 166

modulación de la amplitud, 110

modulación en la frecuencia, 110

mortalidad, 45, 46, 50-52

movimiento balístico, 27, 30, 38, 117

Nimodipino, 161, 165

núcleo pálido externo, 26

núcleo pálido interno, 22, 26

núcleo subtalámico, 22, 26, 139, 148, 178

parálisis supranuclear progresiva, 138

periodograma, 105-107, 114, 116, 121

PET, 82, 99, 132, 135-137, 139, 140, 145, 147-149, 151, 195

potencial somatosensorial gigante, 124

pramipexole, 173

prevalencia, 45, 46, 48-57, 65, 66, 71, 73, 118, 131, 142, 155

primidona, 163, 164, 166, 169, 171, 184

promediación retrógrada, 122, 124

propranolol, 161-164, 166, 169, 171, 173

reflejo C, 123, 124

resonancia magnética (RM), 131, 132

segmentación, 145

Síndrome de ataxia-temblor asociado a cromosoma X frágil, 76, 141

síndrome de piernas inquietas, 71, 79

SPECT, 132, 135, 137, 139, 140

TAC, 133, 136, 140

tálamo, 21-23, 26-28, 30, 55, 133, 140, 146, 147, 149,

168, 172, 177, 178-180, 182, 189, 193, 194, 196, 197
temblor aislado de la voz, 92
temblor aislado del mentón, 92
temblor cerebeloso, 54, 55, 57, 95, 168
temblor cinético, 29, 48, 56, 88, 165, 186
temblor cortical, 33, 122, 169
temblor de acción, 11-14, 53, 57, 71, 74, 112, 118, 119, 121, 122, 157-159, 167, 168, 183, 184, 186, 192, 197
temblor de reposo, 13, 19, 20, 25-28, 35, 57, 87, 93, 94, 96, 104, 118, 121, 138, 140, 146, 158, 159, 188, 192, 193, 197
temblor de tarea específica, 55
temblor distónico, 34, 37, 75, 92, 93, 112, 124, 125, 167, 192
temblor esencial-hidrocefalia normotensiva idiopática del adulto, 80
temblor esencial (TE), 23, 45, 65, 89, 112, 132, 155, 178, 183, 185
temblor fisiológico, 19, 23, 25, 26, 28, 54, 57, 87, 90, 93, 95, 112-114, 119, 160
temblor fisiológico exagerado, 26, 28, 90, 93, 95, 112-114, 119, 160, 214
temblor intencional, 76, 88, 94, 141, 144
temblor isométrico, 88
temblor neuropático, 34, 35, 56, 167
temblor o distonía inducidos por tareas específicas, 76
temblor ortostático, 35, 36, 37, 56, 76, 91, 104, 112, 119, 120, 194, 195
temblor ortostático primario, 56
temblor palatino, 94, 95, 147
temblor parkinsoniano, 14, 28, 89, 93, 95, 110, 115, 116, 118, 119, 155, 157-159, 187, 189, 193, 195, 214
temblor postinfarto, 193
temblor postraumático, 56, 178, 192
temblor postural, 22, 28, 29, 30, 34, 35, 37, 53, 55, 65, 73-76, 78, 79, 88-90, 92-95, 104, 118, 140, 143, 160, 165, 167, 168, 185
temblor primario de la escritura, 76, 88, 91
temblor psicógeno, 37-39, 57, 96, 104, 112, 115-117, 125
temblor rúbrico, 33, 55, 178, 191-193
temblor talámico, 94
temblor tardío, 96
teorema de Nyquist, 105
topiramato, 164, 166, 171, 184
toxina botulínica, 34, 165, 167
transformada discreta de Fourier (TDF), 105, 107
transformada rápida de Fourier (TRF), 105
Vim (*Ventralis intermedius*), 177
zonisamida, 161, 166